JN087106

Loving Someone with Asperger's Syndrome:
Understanding & Connecting with Your Partner

アスペルガー症候群との上手なつきあい方

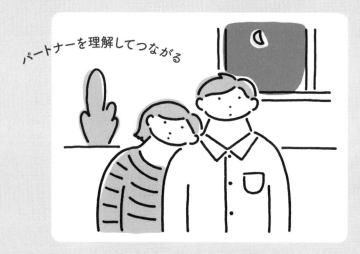

パートナーを理解してつながる

Cindy N. ARIEL
シンディ・N・アリエル

あさぎ真那 訳

金剛出版

「シンディ・N・アリエル氏は，ほとんど誰もしないようなやり方で，この問題を理解しています。研究と経験の両方に裏打ちされた洞察力で，アスペルガー症候群のある人を愛することの試練と混乱を切り抜けて宝を手に入れられるように導いてくれるのです。アリエル氏は偏見のない眼と慈愛に満ちた開かれた心で，それを行っています。この本は，周りと違う人を愛するすべての人にお勧めしたいガイドです。」

　　——ダニエル・ゴットリーブ（PhD，心理学者，家族セラピスト，
　　　　　『人生という名の手紙』『人生という名のレッスン』著者）

「アスペルガー症候群の発見はまさに冒険です。けれども，親密な関係は複雑になりかねません。ほとんどの場合，関係を上手くいかせるために，パートナーは熟慮し，相手に合わせ，妥協しなければなりません。お互いの違いを受け入れて理解し合うのは，長い道のりとなることがあります。この本でアリエル氏は，アスペルガー当事者と定型発達者の関係の本質と独自性を実によくとらえています。説明や見本やワークを通じて，カップルがコミュニケーションを向上させ，良い時間を過ごし，もっと親密になれるように導いてくれます。本書は，カップルがより良い関係を築こうという気にさせてくれるのです。」

　　——イザベル・エノー（MA，PhD，性科学者，心理学者，
　　　　　『*Asperger's Syndrome and Sexuality*』著者）

「『アスペルガー症候群との上手なつきあい方』は，カップルだけでなく，セラピストにとっても，実践的で役に立つ必読ガイドです！　この読みやすい本には，アスペルガー当事者の学習スタイルに基づいた，アスペルガーに優しいワークがたくさん載っています。このツールを通じてカップルは，一方にアスペルガーがある場合によく起こる問題の克服に役立つ具体的な行動が起こせるでしょう。」

　　——ダイアン・アドレオン（PhD，マイアミ大学自閉症センター副所長，
　　　　　『アスペルガー症候群への支援』共著者）

「お互いの理解を深め，関係を強める戦略を得るためにカップルが楽しんで読める，情報価値の高い実践的な本です。この本は，未来への現実的な希望をもたせてくれ，アスペルガーの人への深い愛情を再発見して強めてくれます。」

　　——トニー・アトウッド（PhD，『ガイドブック アスペルガー症候群』著者）

「シンディ・N・アリエル氏はすばらしい本を書いてくれました！　アリエル氏の新刊『アスペルガー症候群との上手なつきあい方』はカップルに幅広く読まれると思いますが，セラピストやカウンセラーなどの専門家が活用できることも注目に値するでしょう。本書のワークは，カップルがお互いに変化や順応をサポートできるように，非難することなく建設的な方法で，相手の考えていることを概念的に解釈するのを助けてくれます。大学のソーシャルワーカー向けの次の教育プログラムでこの本を使おうと思っています。」
　　　　——ディーナ・L・ガスナー（認定ソーシャルワーカー，テネシー州ナッシュビル Center for Understanding 所長，『*Scholars with Autism*』寄稿者）

まえがき

　親密な関係は複雑化することがあり，特にアスペルガー症候群がある者にとっては，多くの継続的な取り組みが必要です。これについては，アスペルガー当事者である私が断言します。私が結婚したての頃にシンディ・アリエル氏の本があったら，と思います。なぜなら，この本は，アスペルガー当事者にとってパートナーシップとはどのようなものかについてもっと知りたいと思っているすべての人たちに大きな洞察をもたらしてくれる貴重なツールを，自閉症コミュニティに与えてくれたからです。

　冒頭から，アスペルガー症候群についてのアリエル氏の正確な説明は詳細で，アスペルガーの人は感情や思いやりがないという通説を，単に人と違っているだけで，治療が必要な欠陥の塊なのではない，という理解に取って替えるのに十分です。

　最初の方で読者は，簡単ながらも意味深い質問に答えることを求められますが，それによって自閉症スペクトラムに該当するパートナーについて洞察を深めることができます。あなたは，この本やワークシートを通じて，共感力に欠けるように見えることや，その結果，定型発達のパートナーが感じる可能性のある孤独感など，アスペルガーの違いに関連する問題や誤解に対処するための現実的な解決策につながる賢明な助言が得られるでしょう。このワークシートの素晴らしいところは，アスペルガーのないあなたが，アスペルガーのパートナーの違った行動をどのように感じ，それがふたりの関係にどのように影響し，大きく異なることの多いふたつの見解が一枚のコインの裏表に過ぎないことを言葉で表現する，という核心にたどり着かせてくれます。さらに，ワークの見本は，量的にも質的にも，自閉症スペクトラムのある側にもない側にも，答えを書き出す際に手引きとなってくれます。

　この本の類書にない魅力的な点は，カップルのどちらも利用でき，一緒に取

り組んで理解し合えることです。たとえば，物事の捉え方を変えるワークでは，各自がふたりの関係にとって問題となる行動を書き出しますが，パートナーが特別な関心事について延々と語ったり，レストランの選択の幅が極端に狭かったりする本当の理由を考えるための優れたツールとなります。自閉症スペクトラムに該当しない人のほとんどは，レストランを選ぶときに料理がいちばん重要な側面だと考えるかもしれませんが，おそらく，アスペルガーがある人は，ストロボのように見える蛍光灯を避けることが最も重要な要素となることがあるのではないでしょうか。たとえば，こうしたワークを行って物事の捉え方を変えていたら，私が妻やほかの人と食事をする際に一部のレストランがどうして耐えがたいのかについて妻と私がお互いに理解できるようになるのに，時間がかからなかったでしょう。

　さらに，別のワークでは，最初に惹きつけられたきっかけは何か，そして，今でもふたりの関係であなたがその側面に惹かれているかを考えることで，あなたがパートナーと恋に落ちた理由を探ります。このプロセスは，時とともに愛情が薄れ，そもそもなぜ一緒になったのかを振り返りたいすべてのカップルに，貴重な洞察を与えてくれます。

　そのほかに探るふたりの関係の重要な側面として，各自のニーズを特定し，1から10までの点数をつけて，相対的な重要性を明らかにすることがあります。そうすることで，アスペルガー症候群が要因であろうとなかろうと，どちらも理解できるのです。何よりも，カップルはこのワークをすることで，願いや希望や怖れやニーズを，お互いが理解して整理し，それについて行動できるような方法で，特定し，言語化して伝えられるようになります。この本が私の結婚生活の最初の20年の間に手に入っていたら，と思いますが，今こうしてこの本から恩恵が得られるのは幸運だと思いますし，多くの読者の役に立つことでしょう。

　この本では，アスペルガーのパートナーを別人に変えようとするのではなく，理解を深めることでその長所を活かせるような，実行しやすい手法やテクニックを読者に紹介しています。これらのツールやコンセプトの中には，視覚的なスケジュールや評価尺度を使用する，移り変わりに備える，予想がつくことの重要性を心に留める，スモールステップで少しずつルーチンに変化をつけていく，などといった，信頼性の高さが実証されている手法が採り入れられ，こうした方法は成人向けのものを用いるととても成功しやすくなります。

最後に，この本はカップルが健全な形で一緒にいられるようにするためのものですが，あなたがふたりの関係に終止符を打つ決断をしなければならない場合にできるだけ公平で倫理的に別れる方法について，役に立ち，励みとなる内容も含まれています。

　この本は，アスペルガーの人々と自閉症スペクトラムに該当しない人々の架け橋となり得る類まれな本です。どちらかにアスペルガーがあるカップルだけではなく，親密な関係に身を置くあらゆる人たちが理解を深める上で大いに役立つでしょう。

　この本全体を通じて，アスペルガーの人が環境を認識し，情報を処理し，自分自身を表現する方法は通常とは異なるということが，カップルのどちらの側ももっとよく理解できるようになります。この本は読者が参加できる形式になっているため，自閉症スペクトラムの人たちとの親密な関係の改善方法をもっと知りたいと思っているあらゆる人にとって，貴重な情報源となるはずです。

　　　　　　　　　　スティーブン・M・ショア（教育学博士）
　　　　　　　　　アデルフィ大学，特殊教育助教，自閉症関連問題の著者，
　　　　　　　　　コンサルタント，国際的な講演家

謝　辞

　私の父，カール・H・コーエンは，私がいつか本を書くだろうとずっと思っていました。私の母，リリアンは，私がこの本を書きながら介護した数カ月の後に亡くなりました。ふたりとも，私が本を書いたことは知りませんが，私が本書を書き上げたのは両親によるところが大きいのです。

　「私たちは過去のあらゆる作家たちの背中に乗って運ばれている」（Goldberg, 2010, 102）という言葉があります。私は，役に立つアイデアや彼らに合った建設的な方法を提示するような形で情報をまとめ上げることで，過去の書籍や現在の知見にほどよく付け足しを行ったと確信しています。本書の中で言及した多くの人たちのほか，過去や現在のたくさんの作家，思想家，そして研究者に，私の臨床実践は影響を受けています。特に，サイモン・バロン＝コーエン氏には，研究内容を公開して人々の役に立つように使用許可を与えてくださったことに，そして，スティーブン・M・ショア氏には，本書の執筆全体を通じてご支援くださったことに感謝しています。

　また，連絡をくださり，最初の段階でともにお仕事をしてくださったNew Harbinger Publicationsのアンジェラ・オートリー・ゴードン氏にお礼を申し上げます。編集者のメリッサ・カーク氏，ジェス・ビービ氏，ニコラ・スキッドモア氏，ネルダ・ストリート氏は，アンジェラが始めた仕事を巧みに引き継ぎ，最終的に原稿が形になるまで，コツコツと忍耐強く取り組んでくれました。

　Alternative Choicesの同僚，ケイト・アルトマン，エリーズ・ゴール，イネッサ・マネヴィッチ，ケリー・ピーターズにも感謝しています。彼らは，私が部屋のドアをほんの少ししか開けないで本当に重要なことしか受け付けずに長時間を執筆に費やしている間，代役を務めてくれ，たくさんのミーティングのスケジュールを再調整することが必要となっても理解を示してくれました。特に，イネッサが私たちのクリニックにもたらしてくれた多大なエネルギーと洞察に

よって，私は大して心配することなく執筆にさらに時間を割くことができました。執筆プロセスの終わりにかけては，エリザベス・マクギャリーがAlternative Choicesでインターンとして勤務してくれたため，締め切り前の事実確認や調査を行うことができました。これにもとても感謝しています。また，自らの物語や困難について話してくれ，愛と人生について日々多くを教えてくれる多くの自閉スペクトラム症の方々（正式な診断の有無を問わず）やそのパートナーの方々にもお礼を申し上げます。

　このプロジェクトに関して最もサポートしてくれたのは，間違いなく，同僚であり人生のパートナーでもある，ロバート・ナシーフです。彼は，本書のさまざまな箇所の編集や検討に応じてくれただけでなく，私が執筆するために必要な，家庭や職場でのゆとりも与えてくれました。また，その間に，並外れた愛情，忍耐，励ましを示してくれました。愛情と人間関係の深さと幅広さについて個人的に教えてくれたことについて，アントワネットとタリク・ナシーフにも感謝の意を表したいと思います。最後に，私の娘たち，カラとゾーイにも心から感謝しています。若くすばらしい彼女たちは，私が最善を尽くせるように，いつも鼓舞してくれます。娘たちを通じて，私の愛の経験と理解は飛躍的に高まったのです。

はじめに

愛には常にある程度の狂気が存在する。しかし，狂気には必
ず何らかの理由もあるのだ。

　　　　　　　　　　　　　　　　——フリードリヒ・ニーチェ

　かつて，あなたは夢に描いていた相手に出逢いました。あるいは，相性がい
いように思っただけかもしれません。一緒に時を過ごし，デートをして，おそ
らく恋に落ちたのでしょう。最終的にあなたたちは結婚したか，信頼し合う関
係を築きました。けれども今では，物事はあなたが思い描いていたのとは違っ
ています。

　パートナーにアスペルガー症候群があると，あなたが求めるような方法で愛
情を示してくれないかもしれません。けれども，それでも相手はとても愛情に
あふれ，誠実なことがあります。あなたは正気を保ち，関係を損なわないよう
にする方法を探しているかもしれませんが，この本が書かれたのはそれを可能
にするためです。意識的であれ無意識であれ，あなたが相手を選んだのには理
由があるのです。この本は，あなたがその理由を探り，深い関係を築く決意を
する手だてとなるでしょう。

パートナーに
アスペルガー症候群がある場合

　あなたは混乱や失望を通して，人生で愛する人にアスペルガー症候群があることに気づいたのかもしれません。それはめずらしいことではありません。あなたが自分よりパートナーのニーズを優先しても，相手はあなたがしてくれたことにちっとも気づかないことや感謝しないことがよくあります。相手が重要な行事に遅れたり忘れたりするのが一度や二度ではないことについて，どうしてそうなるんだろうとあなたは不思議に思い始めます。あなたが何かに困っていて助けが必要なのは見て明らかなのに，相手はそれに気づいてくれず，そばで見ているだけなんて信じられない，とあなたは思うでしょう。助けや親密さを求めてあなたがサインを出しても，気づいてもらえることはないのです。

　そうなると，拒絶されたように感じ，腹が立ち，あるいは孤独に思うかもしれません。それによって，ふたりの間でやり場のない感情が募ることがあります。批判や非難として受け止められるのは気分が悪いものですが，身構えたり腹を立てたりすることが増え続け，自分を否定されたように感じ，ごまかされたようにすら思えることがあります。怒りのあまり，相手が同じようにネガティブな感情に苦しんでいることに気づかないことや，それを気にかけないこともあるでしょう。そうしたことの繰り返しは，どちらにとっても非常につらいものになりかねません。

　ふたりの関係に起伏があっても，恋愛当初の熱い気持ちが持続する場合もよくあります。私たちはポジティブな行動や感情を選んで注意を向けますが，それが長期間にわたることもあります。相手をよく知るようになるにつれ，扱いづらく大変な面が少しずつわかってくるのです。あなたはそれを今体験している最中なのかもしれません。愛情深い人は，アスペルガーのある相手の特定の行動や態度に自分がどのような影響を受けているかを相手にわかってもらおうとして，上手いやり方や言い方を見つけようと何年も費やすことがよくあります。あなたはもう，アスペルガー症候群が原因でふたりの親密な関係に立ちはだかる困難の多くをこれ以上見過ごせないと感じているのでしょう。

　あなたが次第に問題に気づくようになるにつれ，時を経て，あなたたちの関

係は変わったかもしれません。相手の行動や反応が過去のパートナーのものとは違うことにどんどん気づくようになる場合もあります。たぶん，ある程度満足できるほどには，自分が求めているものを相手が与えてくれそうには思えないでしょう。パートナーの社会的・情緒的なニーズがあなたのものとは大きく違うこともあります。何かがおかしいと感じつつ，それがふたりの関係にどれほど深く影響を及ぼすようになるか，あなたはわかっていなかったのです。

　あなたは，パートナーをもっとよく理解できるように，ただ情報を求めているところかもしれません。おそらく，がっかりしてふたりの関係を見る目が歪んでしまいながらも，良い面を見ようと努力していることと思います。次に挙げる問題の中には，身に覚えのあるものがきっとあるでしょう。

- パートナーに家事を任せられない。
- 期限内に支払いを済ますのをパートナーが忘れる。
- パートナーが子どもたちを目的地に連れて行けそうにない。
- 体調が悪いときにそばにいてくれない。
- あなたの両親がふたりにお金を貸してくれたことについて，パートナーが少しも感謝を示そうとしない。
- パートナーがまた無職になった。

「異種族間」の関係，つまり，アスペルガーのある人間とそうでない人間の関係では，こうした問題によって少なからず傷つき，誤解が生じることがあります。最悪の場合，あなたは関係に終止符を打とうと考えるかもしれません。愛情や深い関わり合いなしに，失望させられる関係に留まろうとすることはめったにないものです。

これからどうしたらいいのか

　あなたのパートナーはアスペルガー症候群があるために，親密な関係を上手く築くのに必要な対人スキルの一部を学ぶ上で困難を抱えています。絆の強いカップルでは，それぞれが長所を活かして相手の弱点を補うことで相手を助け

ます。パートナーが家の問題を論理的で創造的な方法で解決することに長けている一方，あなたがそうしたことが苦手なら，その領域は相手に率先してやってもらえばいいのです。あなたの得意なことが，気持ちの表現やパーティーでのちょっとした会話のような対人スキルなら，相手のお手本となって導いてあげられます。あなたは求めている以上のものをアスペルガーのパートナーから得られますが，それを求める方法を新たに学ぶ必要があるでしょう。

　ふたりの間でときに重苦しさとして経験するかもしれないことや，関係をどのように修復できるのかという問題について，模索するのに最適な場所にあなたはたどり着いたのです。パートナーにアスペルガー症候群があるなら，ふたりが正気を保ち，よい関係を築くために，あなたはアスペルガーの特性に対処する方法を学ぶ必要があります。可能な限り相手のものの見方で世界を見ることができれば，それは助けとなるでしょう。

ふたりで取り組む

　前に進むのは決してたやすくはありませんが，ふたりの関係を改善する試みには積極的に相手を巻き込んだ方が楽になります。パートナーとの取り組みを最も建設的なものにするには，ふたりの関係の問題を相手だけが起こしているかのように考えないことが不可欠です。本当の問題は，ふたりの異なる人間が交じり合っているということにあるのです。対人関係で何が求められているか理解できないのはパートナーの落ち度ではありません。家のパイプの仕組みがわからないのがあなたの落ち度ではないのと同じことです。あなたは共感的で思いやりがあり，面倒見のよい人です。だからこの本を読んでいるのでしょう。相手にもこの本を読んでもらえるなら理想的です。アスペルガーのあるパートナーには，知力や論理力といった長所を活かして，ふたりの関係が上手くいくように助けてもらうことができます。

ひとりで取り組む

　多くの理由から，あなたのパートナーはふたりの関係への取り組みに積極的に参加しようとしないかもしれません。その場合は，ひとりで取り組まなくてはならないでしょう。相手は次第に参加するようになりますが，そうでなければ，相手が取り組めないことや進んで取り組もうとしないことから，何が可能

で何が不可能か，限界を知ることができます。それでも変化は起こせますし，ふたりの関係や人生への満足度は向上します。変化を起こして前に進むには，あなたが自分自身の考え，気持ち，行動，意欲を確かめることが必要です。ひとりで取り組む方が大変ですが，できないことではありません。

日記をつける

　日記をつけることで，多くの人は自分の考えや気持ちの一部を吐き出せます。また，ひとりの時間にこっそりと難しい問題に折り合いをつけるときにも助けになります。書くことで気持ちを言葉に変換し，自分の心の奥にある考えを発見し，ものの見方を広げられるからです。悩まされるひとつの状況について繰り返し書くのではなく，新たに気づいたことや思いついたことを書いてください。

　この本の以降の章では，取り組みを始めやすいように，日記をつけるワークをいくつか載せています。それでは，日記用のノートを用意し，10分から15分の時間を取って，次の文章の続きを書いてください。

- 私のパートナーのいちばんよいところは ＿＿＿＿＿＿＿＿＿＿＿＿ だ。

- 私はパートナーが ＿＿＿＿＿＿＿＿＿＿＿ するのには我慢ができない。

- 私がふたりの関係について望んでいるのは ＿＿＿＿＿＿＿＿＿＿ だ。

　日記をつけるのが好きではない人もいます。日記をつけるのは，考えや気持ちを引き出すには素晴らしい方法ですが，あなたやあなたのパートナーは思い浮かんだことを別の方法で表したいと思うかもしれません。日記以外の方法でそれを表現する時間をつくってもいいでしょう。その場合，求められているように10分から15分を実際に取って深く考えれば，そのワークを最大限に活かせます。メモを取るのも役に立つでしょう。メモは正式な日記にしなくてもかまいません。

取り組みを始める

　この本全体を通じて，あなたは洞察を得て理解し，ふたりの関係を改善して楽しむことに重点的に取り組めます。あなたが学ぶスキルや情報は，相手が同性であっても異性であっても活かせます。最初に，アスペルガー症候群そのものについて，また，あなたがどうして手ごわい相手と一緒になったのか，そして，アスペルガー症候群のある人との関係の難しさについてお話しします。次に，あなたが感じることのある幻滅や怒り，そして，ときに経験するかもしれない，感情がまったくなくなったような状態について，深く掘り下げます。また，不満の種となる多くの問題に向き合い，大きな変化をもたらす方法について考えていきます。考察する特定のテーマには次のようなものがあります。

- 強迫観念や特別な関心事
- 身だしなみの習慣についての困惑
- カップルとしての人づきあい
- 物事の整理や段取りのスキルや問題
- 感情の爆発や怒りへの対応
- コミュニケーションの問題とやりとりの難しさ
- 頑なさと自発性のなさへの対処
- 思いやりがないように見えること

　この本では全体にわたり，ふたりの関係の問題のどの部分がアスペルガー症候群による違いから起こっている可能性が高いか，また，どの問題がどんな関係にも共通して起こるものなのかを突き止めていきます。関係を改善するために，いつ，どのようにして自分たちで取り組むべきか，そして，第三者に関わってもらうことが必要となるのはどんなときかについてもお話しします。

　あなたはパートナーを深く愛しているかもしれませんが，愛だけでは関係を生きたまま保つには十分でないこともあります。エネルギーがあなたに十分に残っていて，相手との愛へのポジティブな想いに再び火をつけることに集中して取り組めることを願います。この本で紹介しているアイデアを活用すれば，

気力を新たにして取り組むことができ，時が経てば，愛情あふれる関係によって自然と自分を取り戻せるでしょう。取り組むことであなたは，相手との間に立ちはだかっているものを理解できるようになります。あなたたちが幸せで満ち足りた関係の中でともに人生を送れるようにお手伝いできれば幸いです。

目　次

アスペルガー症候群との
上手なつきあい方

パートナーを理解してつながる

第1章

アスペルガー症候群

> 自分が多数派に属していると思ったら，立ち止まって自らを
> 振り返るべき時だ。
>
> ──マーク・トウェイン

　あなたのパートナーは多数派には属していません。ふたりの関係を改善する
にあたって最初の一歩となるのは，アスペルガー症候群についてできるだけ多
くを知ることです。親密な関係では，ふたつの別個の人格が一緒になり，それ
ぞれの異なる背景や経験がそれに加わります。あなたとアスペルガーのあるパー
トナーは考え方も感じ方も大きく違うため，ふたりの関係はさらに大変なもの
になります。あなたたちはふたりとも，違った関わり方を学ぶ必要があるので
す。そうすれば，特に親密な関係を築く上で，別の見解を理解したり，新しい
関わり方を学んだりするのがずっと楽になります。

　あなたのパートナーは，ふたりでいるより，ひとりでいるのを好むように見
えますか？　ときどき目を輝かせてあなたに微笑みながらも，あなたが求めて
いることをわかっていないように見えるでしょうか？　頭がいいのに，常識に
欠けているように思えますか？　誠実で素敵な人なのに，無礼極まりないこと
があるでしょうか？　パートナーが男性の場合，そうした振る舞いは，男性に
よく見られる察しの悪さを超えていますか？　パートナーが女性の場合，強い
自立心はフェミニスト的なものを超えているでしょうか？

　相手がアスペルガー症候群と診断されている場合，あなたはアスペルガーに
ついて集中してできる限りのことを知りたいと思っていることでしょう。相手

も自らのアスペルガーとふたりの関係でのアスペルガーの役割を受け入れられれば望ましいことです。アスペルガー症候群について理解したことを活かして効果的に関係改善に取り組む方法を学べば，幸福感も満足感も高まります。

　アスペルガーのある人の行動は理解しがたいことがあります。アスペルガー症候群について知ることで，あなた自身と相手への思いやりは新しい段階に到達できるのです。パートナーにはアスペルガー症候群があると考えられるけれども未診断だという場合でも，アスペルガー症候群そのものに関する簡単な手引きをはじめとして，この本の情報やツールが助けとなるでしょう。

自閉症スペクトラム

　アスペルガー症候群は，自閉スペクトラム症（Autism Spectrum Disorder：ASD）と呼ばれる大きなカテゴリーに含まれます。現在，ASD は広汎性発達障害（Pervasive Developmental Disorder：PDD）としても知られています。「広汎性」は，困難によって，社会的な学びから学習まで，多くの能力や身体的な特徴に影響が出る可能性のあることを意味します。アスペルガー症候群では，情報を頭の中に取り込んだり，まとめたり，理解したりする上で，広範にわたる困難が生じる場合もあります。アスペルガーの人は，身体的にも社交上も不器用だったり，話し方が独特だったり，特定の感覚に過敏だったりします。また，脳の処理の仕方によって，社会的につながることが難しくなります。違いは多岐にわたります。

　アスペルガー症候群などの自閉スペクトラム症は神経学的なものです。つまり，脳の違いから生じています。脳に関連する発達は，神経学的発達と呼ばれます。神経学的発達に違いのあることから脳の接続が違ったものになり，それが脳の機能の仕方に影響するのです。アスペルガーの人は，神経構造が大多数の人や通常通りに発達した脳とは異なります。脳の神経構造が一般的な人たちを「定型発達者」と呼ぶことがあります。

　典型的な自閉症（いちばん重度の形態），高機能自閉症，アスペルガー症候群は，結果的に機能レベルが異なります。自閉スペクトラム症のある人の知能は，重度に損なわれている場合から秀でている場合まで，多岐にわたります。アス

ペルガー症候群ではIQは概して平均以上で，多くの人がかなり高いのが事実です。そのことや多様性のほかの領域によって，自閉症はスペクトラム状だと考えられています。つまり，自閉スペクトラム症者の能力やハンディキャップは広範にわたるのです。

アスペルガー症候群と自閉症

「アスペルガー症候群」という言葉は「高機能自閉症」と同義で使われることがよくあります。正式な診断での区別は，言葉の早期発達がみられることや早期の認知発達遅滞のないことが関係してきます。自閉症では通常，あるタイプの言語発達遅滞が生じ，典型的な自閉症者の中には全然話せるようにならない人もいます。その一方，アスペルガー症候群の場合は，言語能力には長けていますが，独特な言葉の使い方をすることがあります。たとえば，しゃべり方が過度に堅苦しく聞こえたり，繰り返しが多く，同じ質問を何度もしたりすることがあります。

自閉スペクトラム症のすべてで見られるように，アスペルガーがあると，興味の範囲が狭くなることが多く，同じ行動を繰り返すことと相まって，社交上のやりとりでかなり苦労します。一般的に，アスペルガー症候群で見られる困難は自閉症より軽度に見えます。典型的な自閉症者は，ひとりで物事をするのを好むように見えることがよくあります。アスペルガーの場合は，しばしば人間関係を求めますが，どうしたら人づきあいで建設的なつながりをもてるのか，十分にわかっていません。

自閉症の歴史

状況の理解を深めるために，アスペルガー症候群に関してある程度の予備知識をつけましょう。「自閉症」という言葉は当初，統合失調症患者に見られる極度に自己に没頭した状態を指すのに用いられました。時が経つにつれ，自閉症と統合失調症は異なる疾患だという理解が進んでいったのです。

1940年代初頭，ジョンズ・ホプキンス大学のレオ・カナーは，コミュニケーションや社交上のやりとりに大きな限界のある子どもたちを表すのに「自閉症」

という言葉を用いました（Kanner, 1943）。同じ頃，オーストリアの小児科医，ハンス・アスペルガーも自閉症についての論文をドイツ語で書いたのです（Asperger, 1944）。アスペルガーはその状態について，「自閉的」行動と持ち前の特定の強みとが合わさった状態だと述べています。今では，自閉症とアスペルガー症候群を理解しようと取り組んでいる研究者や医療専門家は，ふたつの言葉はひとつのテーマの異なるバリエーションを意味すると認識しています。そのふたつは，ひとつの連続体，つまり，スペクトラム上にあると考えられるのです。

診断における変化

　医療専門家や精神科医は『精神疾患の分類と診断の手引（DSM）』を正式な手引書として用いて，精神的な障害や症候群の診断を行っています。アスペルガーの論文は，原文が1991年にドイツ語から英語に翻訳されると，アメリカで徐々に広く知られるようになりました。アスペルガー症候群は，DSM第4版（DSM-IV：American Psychiatric Association, 1994）に正式に収載されています。それ以前の教育や医療のシステムでは，重度の高い自閉症の症例しか見つからなかった可能性が高いと考えられます。アスペルガー症候群の多くの人，おそらくはあなたのパートナーも，未診断のままとなっているのです。

　2000年にDSMが改訂された際には（DSM-IV-TR），アスペルガー症候群は広汎性発達障害として残っていました。2013年にDSMの次の版であるDSM-Vが発行された際に，広汎性発達障害として理解されていたものは自閉スペクトラム症という大きなひとつのカテゴリーとして分類されたのです。アスペルガー症候群の診断名は，正式には自閉スペクトラム症となりました。

　自閉症を統合失調症や知的障害と結びつける古い固定観念，自閉症スペクトラムで見られる行動の多様性など，様々な理由から，これらの診断名をひとつにまとめたことに賛同しない人たちもいます。それでも，アスペルガー症候群の人と実際に接している多くの専門家やアスペルガー症候群あるいは高機能自閉症と診断されている多くの成人は，この変更は最終的に好結果をもたらすだろうと考えています。診断過程で行われた変更によって，自閉症スペクトラムに該当するすべての人たちについて，私たちの理解が向上し，専門家が当事者の多様なニーズを満たせるようになることが期待されます。

生物学的特性

研究者たちは引き続き，アスペルガー症候群の原因を調べています。現在，アスペルガー症候群は遺伝子と環境の組み合わせによって生じると考えられています（Newschaffer et al., 2007）。環境因子が自閉症スペクトラムの症状の一因だと考えられていますが，明確で一貫した関連性は研究ではまだ見出せていません。アスペルガー症候群の脳の違いに着目すれば，この複雑な状態の生物学的特性を理解できるでしょう。

アスペルガー症候群の脳

脳スキャンでは，アスペルガーの人の脳の形や構造にはアスペルガーのない人の脳との違いが見られます（DiCicco- Bloom et al., 2006）。子宮内にいるときから，脳の成長や発達はその配線や接続に影響を及ぼします。アスペルガーのある人の情報処理の仕方は脳が定型発達した人とは異なります。アスペルガーの人の脳では，特定の関連づけが自動的に行われないことがあるのです。たとえば，人づきあいで重要な，表情を読んだり言外のサインを汲み取ったりすることが，極度に不得手な場合がよくあります。アスペルガーの人の脳は，あなたの脳と同じようには，ありふれた表情を特定の感情に関連づけないかもしれません。こうした違いから，アスペルガーのあるパートナーの人生，そして世の中の体験の仕方や理解の仕方に影響が出るのです。

遺伝的要因

アスペルガー症候群を含む自閉スペクトラム症のどの状態でも強い遺伝的要素が見られますが，これは家系で受け継がれることを意味しています。アスペルガーに関して特定の遺伝子は同定されておらず，多くの様々な遺伝子多型（訳注：人口の1％以上の頻度で存在する遺伝子の変異）によって胎児が自閉症を発症する可能性があるのです（National Institutes of Health, 2009）。子どものひとりがアスペルガーの診断を受けている家族では，ほかの子どもも自閉スペクトラム症か学習障害や言語発達遅滞などの関連する状態の診断を受けていることがよくあり，そうした事実もアスペルガー症候群の遺伝的性質を示唆してい

ます（Boyle, van Naarden Braun, and Yeargin-Allsopp, 2005）。診断を受けた子どもの兄弟姉妹にも自閉症に関連する状態が見られる割合は，双子でははるかに高くなります（同上，2005）。

男女の比較

　アスペルガー症候群の診断を受けている人の大半は男性です。米国疾病予防管理センター（CDC）のウェブサイトの大規模研究に関する記事（2011）に基づけば，アスペルガー症候群のある男女の比率は4対1から5対1と報告されています。これはつまり，現時点でアスペルガー症候群の診断を受けているのは，平均して男性4人または5人に対して女性1人ということになります。

　男女差がある理由はいくつかの理論で説明されていて，女性は一般的に男性よりも社交能力があり，社交面や感情面のニーズへの注意の向け方が男性とは異なるなどと考えられています。また，女児は通常，人とのつきあい方も異なり，求められるものが違うので，女児や成人女性は正式な診断がつかないままになることが男児や成人男性より多くなります。さらに，女児が比較的控えめで協調性があるのに対して，男児の異常な活発さや攻撃性は専門家の目につきやすいこともあります。求められるものが男女で違うことから，アスペルガーのある女児は実際，社会的な状況で必死に努力をして普通の人間として「合格」することを覚える場合が男児よりも多くなるのです。アスペルガー症候群の診断済みの男児は女児より多いものの，それが実際にアスペルガーのある女性が少ないということなのか，それとも未診断や誤診の割合がかなり高いのかは，今のところ研究では明らかになっていません。

　アスペルガーの女性はやはり，身体の動きが普通と違ったり，特定の物事に異常なまでの関心を示したり，複雑な社交上のやりとりやコミュニケーションを理解するのに苦労したりすることがあります。あなたのパートナーが男性でも女性でも，アスペルガー症候群に関連する社交面や感情面の難しさによって，あなたたちはお互いにいら立ちを感じるかもしれません。

アスペルガー症候群とともに生きる

　アスペルガーのある人の中には上手く適応できるようになる人もいますが，そうでない人は社会的な状況や職場で大きな困難を抱えるため，孤立したままとなります。定型発達者のような振る舞いを身につけた場合でも，アスペルガー症候群によって多くの問題が生じます。一般的に，多くのアスペルガー当事者は，強みを際立たせて弱点を補うことで順調に日常生活を送れます。アスペルガー症候群のある男女に共通する特性には次のようなものがあります。

- 立派なキャリアのあることが多いが，そのほかの障害によって業績に限界が出る場合がある
- 頭脳明晰なのに一風変わって見える
- 趣味や関心事（コンピューター，列車ダイヤ，数学，音楽など）に激しい執着を示す
- 学校や職場や人間関係で誤解されることが多いため，自尊心が低くなり，自信を喪失する
- 親密な人間関係で苦労する

　一部の人たちは症状や変わった行動を埋め合わせることを覚えるため，アスペルガー症候群は子どもの頃より大人になってからの方が気づかれにくいことがあります。ところが，大人になってからの状況の方が，適切な社交上の振る舞いの期待度が高くなるので，特定の症状がさらに顕著になることもあるのです。たとえば，アスペルガーの人がデートをしたり職に就いたりするようになる頃には，その優れた才気はそうしたことを切り抜けるには十分ではなくなっているかもしれません。実際のところ，他人に理解してもらうのはいっそう難しくなります。電話で会話の糸口をつかんだり，行事で適切に社交したり，必要なときに同僚に接触したりといったことができない場合もあります。
　無礼な態度を取っていることやあなたが家事をもっと手伝ってほしいと思っていることに，そんなに才気あふれた人間がどうして気づかないのでしょう？　相手にはたくさんの長所やあなたを惹きつける持ち味がありながら，あなたとの

関係によって，根本的な弱点が際立ってしまっているのかもしれません。

アスペルガー症候群のある人についてよく誤解されているのは，思いやりがなく人嫌いだということです。彼らは他人に対する思いやりがとても細やかな場合があり，ときに感情が大きく高ぶる人もいます。思いやりや関心の持ち方や表し方が違うのです。また，一部のアスペルガー当事者はいろいろな人間関係を楽しみたいと思いながらも，社交上の振る舞いの多くの不文律が思うように理解できないことがあります。

アスペルガー症候群の利点

今のところ，アスペルガー症候群の治療法は存在せず，治りたいと思わない人も多くいます。高機能自閉症の特性がある場合，多くの定型発達者の同輩よりも特定の職で抜きん出るのに役立つ能力や強みが見られます。ハンス・アスペルガーはそうした利点について，「科学や芸術の分野で成功するには自閉症的な猪突猛進さが不可欠だ」と述べていて（Asperger, 1979），この言葉はよく引用されています。

アスペルガー症候群と診断された多くの人や彼らに接する専門家は，アスペルガーを障害というよりは別の文化や在り方に近いと考えています。次のリストはアスペルガー症候群の利点の一部を示しています。あなたのパートナーには，このうちのいくつが見られるでしょうか。

- IQが高い
- 特定の事実や詳細についての記憶力に優れている
- 集中力や注意力が高い
- 誠実さに揺るぎがない
- 正義感が強い
- 体制に従わない態度をとる
- 道徳的な信条が明確
- 行動が親切で穏やか
- ボキャブラリーが豊富
- 創造的な才能がある

こうした利点の一部は，強迫観念的だとか基準が非現実的に高いなどと解釈されることがあります。それにもかかわらず，その猛烈な集中力や信頼性の高さや知性のおかげで，アスペルガーのある人は自ら選んだ分野で卓越した能力を示すことが多いのです。人づきあいに時間を費やさないことによっても，あなたのパソコンの速度を向上させたり家の電気系統を配線し直したりといった，実務的なことに集中的に多くの時間を割けます。

ワーク1.1
ふたりの関係でのアスペルガー症候群の利点

あなたのパートナーは多くのポジティブな特質をもたらします。ふたりの関係を良くするには，そうした特質に脚光を当て，それを活用して必要な変化を起こすことが必要です。このワークは，ふたりの関係におけるアスペルガー症候群のポジティブな特徴に焦点を合わせています。「私のパートナーにあるアスペルガー症候群の利点」の例を参考にして始めてください。

1．ふたりの関係に相手がもたらすポジティブな特質を3つ挙げます。そのうちのどれかに，どれほどネガティブな特質にもなり得るかをつけ加えたい気持ちが起きても，我慢してください。ここでは，相手のポジティブな特徴を称賛するだけにします。
2．その特質がふたりの関係にどのようにポジティブな影響をもたらすかを説明する文をひとつかふたつ，リストの各項目の隣に書きます。
3．このリストは後で見られるようにそばに置いておいてください。パートナーのポジティブな特質は，関係の弱い領域を強くするのに役立つことがあります。リストを何度も読み返すことでもポジティブな特徴を思い出せるので，ふたりの関係を，あなたがこれからも愛情とエネルギーを注ぐ価値のあるものにする助けとなります。

私のパートナーにあるアスペルガー症候群の利点

集中力の高さ	家の中の壊れた物を根気強く直してくれる。ほとんどすべてについて直し方が学べる。
正直さ	パートナーが私に言うことはすべて本当だと信じられる。
穏やかさ	家の中の物が動かなくなってもすぐに動揺したりイライラしたりしない。淡々と修理に取りかかってくれる。
予想がつくこと	パートナーがやると言ったときにはその通りにやってくれると信じられる。

　あなたのパートナーにはこの例に挙げられたものと同じ特質は見られないかもしれません。アスペルガーのある人に見られる特質や能力は様々です。自分で表に書き込むときには，あなたのパートナーならではのポジティブな特質について考えてみてください。

アスペルガー症候群：能力？　それとも障害？

　私たちが通常，アスペルガー症候群と呼んでいるものは，DSM-IV-TR（APA, 2000）では「アスペルガー障害」という正式な項目に分類されています。アスペルガー症候群が障害になるかどうかについては依然として論争があります。人と違うことは障害になるのでしょうか？

　この分野の多くの専門家は，アスペルガー症候群は神経学的多様性の明らかな一例だと考えています。つまり，脳の能力は多様で，違っていることは障害があることとは別物なのです。神経学的多様性は，通常の考え方や行動の仕方を超えて，情報処理の仕方や世の中の理解の仕方は様々であることを私たちは認めて評価すべきだということを示唆しています。

　アスペルガー症候群による特定の困難によって消耗する人もいます。アスペルガーの人の行動や思考のパターンは多くの場合，どんな人間関係でも受け入れられません。その反面，アスペルガー症候群の利点は多くの当事者の大変さを相殺し，それを上回ることすらあるのです。神経学的多様性は，他者を理解

して交流する正しいやり方はひとつではないということを私たちに思い出させてくれます。

あなたにとって
アスペルガー症候群が意味するもの

　あなたのパートナーにアスペルガー症候群がある場合，相手の脳とあなたの脳には内部の神経学的な違いが存在します。ふたりの関係で相手の行動を考えるときには，こうした違いを考慮するといいでしょう。神経学的な違いは時を経ても大きくは変わりません。けれども，神経学的な違いのある人でも，普通と異なる行動を埋め合わせることを学べるのです。あなたが求めることを相手に明確に伝えれば，関係を改善する上で役立ちます。

　特定の人格特性がアスペルガー症候群に伴うことがありますが，それは診断の一部ではありません（アスペルガー症候群に併存することの多い状態については第11章を参照）。たとえば，社交上の不器用さや目を合わせないことから，傲慢な人間やナルシストに見える場合があります。けれども，傲慢さやナルシシズムはアスペルガー症候群に必ずしも伴うものではありません。

　アスペルガーの人はそうした行動が他人からどう受け止められるかわからないことが多いのですが，他人の期待や解釈を考慮することは学べます。そのため，パートナーが社交上のサインを理解できないのは脳のつくりが原因かもしれませんが，表向きの様子や行動を変えることは学べるのです。目を合わせたり，愛想笑いをしたり，親しみやすくて不自然に見えない態度をとったりすることの重要性は学べます。あなたのパートナーはあなたの期待により良く応えることを学べますし，あなたはそのプロセスで重要な役割を果たせるのです。

重要なポイント

　アスペルガー症候群の多くの特徴によって，ふたりの関係に疑問をもつことがあるかもしれません。あなたと相手との本来の違いが神経学的なつくりの違いに由来するとわかるようなるほど，あなたは同じ愛の言語を話すことを覚えられるようになります。

　情報が多いほど希望が湧きます。あなたは今では状況をわかっていて，それについてできることがあるのです。たとえ最初は相手が変化に向けて一緒に取り組もうとしなくても，ふたりの関係とそれについてのあなたの感じ方は改善できます。この本を読めば，洞察を得て希望を取り戻すことができ，ふたりの関係は変わり始めるでしょう。

　次の章では，アスペルガー症候群が親密な関係にどのように影響するか，そして，その結果，ニーズや求めるものが満たされていない可能性があることについて，もっと具体的にお話しします。その後で，そもそもどうして今の状況になったのか，また，ふたりの関係であなたが必要としていることや受け取るに値するものをどうやって手に入れるかを取り上げます。

第2章

アスペルガー症候群と
パートナーシップ

*愛が本物なら，どんなに近くにいても遠く感じるし，どんな
に離れていても乗り越えられる。*

——ハンス・ナウエン

　どんな関係でも，我慢したり，懸命に努力したり，理解したりすることが必要です。どちらかにアスペルガー症候群がある関係では，さらに障壁が立ちはだかるため，懸命な努力や忍耐や理解といった美徳が溢れるほど必要になることがあります。社会的な理解力に限界があることは，物事の整理が苦手なことや白黒思考と相まって，一方にアスペルガーがあるパートナーシップに大きく影響します。それでも，ときに失望や欲求不満があっても，強い愛の絆を築き，努力する価値のあるものにできる可能性が，あなたたちの関係にはあるのです。

「普通」のふりをする

　リアン・ホリデー・ウィリーは自閉症のある自らの人生について，『アスペルガー的人生』（東京書籍：原題『Pretending to Be Normal: Living with Asperger's Syndrome（普通のふりをして：アスペルガー症候群とともに生きる）』）という自伝を書きました。私はカウンセリング・セッションで「普通のふり」や似たような言葉をよく耳にします。アスペルガーの人のタイプは様々です。感じや

すい傾向のある人もいれば，現実的で論理的，あるいは規則性を好む人もいます。どんな場合でも，最終的にアスペルガー症候群の診断を受けた人はよく，自分について「普通のふりをしている」と描写するのです。

　多くの人は社交上の困難を埋め合わせる巧みな方法を編み出しますが，アスペルガーのある人がみな，普通に見えるように振る舞えるわけではありません。人によっては，溶け込める状況もあればそうでない状況もあり，どんな状況でも合わせるのが難しいという人もいます。どちらにしても，アスペルガーの人にとっては，社会的な場面に自分を合わせるのは，とてつもない量のエネルギーがいることなのです。あなたのパートナーは時には社交を楽しんでいるかもしれませんが，社交は個人的にはとても大変なことなのかもしれません。

アスペルガーはパートナーシップに
どんな影響をもたらすか

　アスペルガー症候群と診断された人では通常，大きく分けてふたつの領域に問題が見られます。それは，社交上のやりとりと，行動や興味や活動のパターンです。アスペルガーの人の親密な人間関係では，これらの問題やほかの問題でいっぱいになります。

社交上のやりとり

　アスペルガー症候群のある人は多くの場合，人づきあいの場面での行動ややりとりに，ぎこちなさが見られます。知的な会話は続けられても，会話の始め方や終わり方がわからない場合があります。レスリーという女性は，今日はどうだったかと訊かれると，「まあね」とか「つまんなかった」というように，一言しか返しません。もっと情報を引き出そうと「頑張る」ことをしないとならないので，彼女のパートナーはイライラし，特に，家族や友人がいる場合には決まり悪くなるのです。別のアスペルガーの人は，話し出すと止まらないことがあります。

　アスペルガー症候群があると，話を聞いたり情報を共有したりといった，ギブアンドテイクが必要なやりとりが自然にできないことがあります。交互に話

せるように促す必要があり，会話が流れるようにスムーズにいかず，途中で切れたかと思えば始まるというようなことがあります。アスペルガーのパートナーは，自分が特に関心のあることについて話し出すと，一方的に話を続ける場合もあるでしょう。チャーリーは，周囲が興味を示しているかどうかにお構いなく，所有している競走馬について語ります。それは彼の気に入った話題のひとつなので，他人も興味があるだろうと思っているのです。そうした特質から，アスペルガーの人は，遠慮がない，察しが悪い，と見られることがあります。

　アスペルガーの人にはそれぞれ個性がありますが，その多くには特定の傾向が共通して見られます。様々な「アスペルガーっぽい」特質が，あなたのパートナーにもいくつか見られるかもしれません。次のリストは，あなたとの関係で見られる，相手が他者とのコミュニケーションに困難を抱えている可能性のあることを示しているサインです。あなたのパートナーに次のような傾向は見られるでしょうか？

- 話すときに下を向く，またはそっぽを向く
- 言外のサインやボディランゲージを無視する，または誤解する
- 感情の表現やコントロールが苦手
- 好意的なフィードバックをすることの大切さや目的がわからずに戸惑う
- 感情というものはややこしく，面白味のないものだと思っている
- 他人の気持ちや受け止め方に気づかないように見える

　あなたのパートナーは社交上のやりとりに困難を抱えているせいで，他人と関わることに興味がないように見えるかもしれません。アスペルガー症候群のあるメアリーは，日曜にブランチに誘われても断ります。それは，静かな時間をつくってニューヨーク・タイムズ紙のクロスワードパズルをやるとリラックスするからです。その手の行動はメアリーのパートナーに孤独と苛立ちを感じさせ，セラピーセッションの焦点となります。解決しないことには，ふたりの間に隔たりができ，互いにさらに距離を取るようになるため，この問題は時間とともにますます悪化します。このケースでは，日曜の午前中にひとりの時間をもてるのなら日曜の午後はふたりで一緒に何かをする計画を彼に立ててもらってもいいと，メアリーは言ってくれました。

アスペルガーの人には，表に出かけて取り乱さないようにしているのも，家の中で四六時中べったりしていなくてはならないのも，大変なことがあります。ルーは仕事から戻ったらお気に入りのブログを読みたいと思っているので，そばに寄られるととても機嫌が悪くなります。そうした時間に日中の疲れを解消する必要があるからなのですが，それが原因でパートナーとたびたび喧嘩します。パートナーは，日中離れていたのだから，ルーは「ふたり」の時間を過ごすべきだと思っているのです。どちらの言い分ももっともなので，セッションでは一緒に妥協点を探します。相手との交流を自分が望むように実現するには，あなたはたくさん働きかけなければいけないかもしれません。その一方で相手は，必要なひとりの時間を手に入れ，ほかの状況では極力リラックスし，あなたの社会的価値観を理解するために，助けを必要としているのかもしれないのです。

言葉とコミュニケーション

　アスペルガー症候群のある人は言語に強いことがありますが，社交上のコミュニケーションと言葉の解釈の問題がよく起こります。アスペルガーの人は，言葉によらないボディランゲージや，皮肉など，ある種の冗談のような，社交上のコミュニケーションの微妙な側面に問題が出るかもしれません。そうした特質によって，他人から理解されづらく，爪はじきにされたり相手に拒絶されたりすることがよくあります。

　アスペルガー症候群の言葉やコミュニケーションの問題は，パートナーシップに著しく影響しかねません。あなたのパートナーには次のことがどれくらい当てはまるでしょうか？

- 人と話すときに距離を取りすぎる，または距離が近すぎる
- あなたが言ったことを文字通りに受け取る
- 会話を続けるのが苦手
- あなたの冗談を誤解する

　ふたりの間のコミュニケーションの問題は，言葉や言外のサインを誤解することから生じる可能性があります。たとえば，あなたの気持ちが動揺したとき，

パートナーにはそれがわからず，ひとりになって気持ちを静めたいだろうと思ってあなたを放っておくかもしれません。相手は，感情的に参ったときには，ひとりの時間をもてば，たいてい自分を取り戻せるからです。あなたに必要なのはひとりになる時間ではなく，そばにいて慰めてもらうことだと相手にわかれば，たとえそれが自然には心に浮かばなくても，学んで実践することはできるでしょう。

普通と違う行動と異常なまでの関心

　アスペルガー症候群のもうひとつの特徴は，繰り返し，または集中的に行動することです。アスペルガーの人はひとつのこと，つまり，自分が特に関心のあることだけに取りつかれたように集中し，ほかの話題が出せないほどそれについて話しまくることがあります。この頭痛の種に加えて，他人の視点で考えるのが苦手なので，同じことばかりなのは他人には退屈で場違いだと思われるかもしれないということが理解しづらいのです。

　アスペルガー症候群の人では，しばしば，決まり切った行動の繰り返しやぎくしゃくした動きが目立ちます。身体を揺り動かす，何かをせわしなくいじり回す，行ったり来たりウロウロするなど，よく見られる動きは通常，パートナーシップの邪魔にはなりませんが，そうした行動の頻度が増すとこちらは気になってくるときがあります。ストレスや不安があるとそうした行動が起こりかねないため，不快になるほどその手の行動が増えた場合，相手は，ストレスに気づいて減らせるようにあなたのサポートを必要としているのかもしれません。

　普通と違う関心事や繰り返しの行動も，パートナーシップに影響することがあります。次のうち，あなたのパートナーに見られるものはどれでしょうか？

- 高度に集中した特別な関心事がある
- 特別な関心事がほかの活動の妨げとなる
- 決まり切った行動の繰り返しを好む
- 自発的に物事を行うのに心地悪さを感じる
- 柔軟性がなく，白黒思考
- 変化にすぐに動揺する傾向がある

ときには，特別な関心の強さは異常には思えなくても，その対象が変わっていることがあります。たとえば，ティーガンはどこへ行ってもドアの蝶番をチェックします。その時間はほんの数秒かもしれませんが，その手のものに夢中になるのは変わっています。

　パートナーの特別な関心の強さが影響し，あなたはかつて楽しんでいたことに興味がなくなるかもしれません。第5章であなたのニーズを満たす方法を決める際に，目標を設定して，あなた自身の失われた興味を再び取り戻したり，ふたりで一緒に新たな興味の対象を見つけたりすることができるでしょう。相手の関心を利用して，ふたりとも楽しめるような新しい活動を見つけてください。あなたのパートナーの脳は興味をもてるものを集中的に楽しむように配線されていることを忘れないようにしましょう。ふたりの関係を改善するための目標には，相手が特別な関心事に集中する時間とそのほかのことに一緒に集中する時間を取ることを含めることができます。

ワーク2.1

ふたりの関係の中のアスペルガー

　アスペルガー症候群による困難の2つの主な領域がふたりの関係にどのように影響しているか見ていきましょう。ワークの例「私たちの関係の中のアスペルガー」を参考にして，このワークを始めてください。

1. 1枚の紙または日記に，「社交上のやりとり」と「普通と違う行動と異常なまでの関心」という2つの見出しを書きます。
2. 各見出しの下に，あなたにとって問題となることをこれらの2つの領域がどのように引き起こすか，箇条書きで書き出します。
3. リストの各項目について，あなたやふたりの関係にそれがどのように影響しているか，1つか2つ書きます。

私たちの関係の中のアスペルガー

社交上のやりとり	普通と違う行動と異常なまでの関心
彼は車の中でしゃべらない。拒絶されたように感じて寂しい。	彼はいつも動物のことばかり話す。自分のことしか頭にない。私のことなんてわかっていない。
彼は会話中に私をめったに見ない。私に注意を向けているのか，私の言うことを理解しているのか，わからない。	彼はいつも食べるものや買うものの匂いを嗅ぐ。買う前に洋服の匂いを嗅ぐので恥ずかしい。
彼は帰宅すると「ただいま」も言わずに寝室に行く。相手にされていないみたいで寂しい。私はまるでパートナーがいないかのよう。	彼は私を含め，誰かといるよりも多くの時間をコンピューターの前で過ごす。私よりコンピューターを愛してるんじゃないかしら。壊してやりたい。

　このワークは，アスペルガーがふたりの関係にどのように影響しているかを考えるスタートとなります。進んでいくにつれて，ふたりの関係でよく起こる問題の一部が，あなたや相手の失敗や弱さの結果ではなく，アスペルガーが原因となってどのように起こっているか理解できるようになるでしょう。パートナーシップの問題をアスペルガー症候群の一部として見ることで，お互いに非難し合うのをやめ，実りや愛情のある方法で一緒に取り組み始めることができるのです。

パートナーシップの試練

　定型発達者とそのアスペルガーのパートナーとの考え方や世の中の体験の仕方の違いは，パートナーシップのよくある領域のいくつかに困難をもたらします。パートナーシップの多くの問題の根底には，普通と違う行動や異常なまでの関心のほか，社交上のやりとりの仕方の違いがあるのです。思いやりに欠け

るように見えること，感受性の強さ，物事の整理が苦手なことが問題に拍車を
かけることがあります。言葉や言外のサインの誤解からも問題が起こります。

物事の捉え方の違い

　あなたと相手はおそらく，お互いの行動や対応を異なる観点から見ているの
でしょう。次の表に示した違いについて考えてみてください。

表2.1　物事の捉え方の違い

物事の捉え方の違い	アスペルガーがあるとこのように考える	アスペルガーがないとこのように考える
目を合わせること	よくわからない，無意味，耐え難い	正直さ，関心，気遣いを表す
柔軟なこと	支離滅裂，非論理的	面白い，のびのびしている
予測がつくこと	対処しやすい	退屈
雑談	意味がない	場を和やかにする，関係を築くもの
独りでいること	平和，落ち着く	寂しい，よそよそしい
何を求めているか相手に訊くこと	不可欠（それ以外にどうしてわかる？）	直観的にわかるもの（パートナーは「わかっている」はず）

　こうした違いが原因となって，アスペルガーのある人たちに共通する困難が
生じます。これらはふたりの関係の「隠れたカリキュラム」（訳注：教育学者の
フィリップ・W・ジャクソンの造語で，学校生活において，正式なカリキュラ
ムで明示されない知識や行動の仕方やメンタリティが意図の有無を問わずに生
徒に教えられていくこと），つまり，暗黙のルールの一部となっていて，あなた
には明らかでもアスペルガーのある相手は簡単には理解できないかもしれない
のです（Smith Myles, Trautman, and Schelvan, 2004）。親密なパートナーシッ
プを築こうとしているアスペルガーの人にとって，こうした暗黙のルールは多
くの試練や誤解を生み出します。親密なパートナーシップにおける日常レベル

での様々な影響とその対処に役立つ方法を見ていきましょう。

意思決定

　アスペルガーの人は論理的に考える傾向があり，感情的になって理性的な意思決定ができなくなるようなことはないかもしれません。パートナーにアスペルガーがあると，物事を特定の方法で維持することに強い関心を示すことが多く，粘り強く執拗にそうしたがることがあります。たいてい理屈をこねくり回し，その理屈は本人にとっては自明のことなのですが，あなたにとってはわかりにくい場合や，まったく理解できない場合があります。

　あなたのパートナーは，予測がついてほしいという自分のニーズに基づいて，あるいは，あなたが喜ぶだろうと考え違いをして，ひとりで勝手に物事を決めることがあるかもしれません。シルビアは，パートナーが興味を示していたカッコいい車を買うために，ふたりの共同口座の預金を使い果たしてしまいました。ときには，あなたのパートナーは，どうすべきかよくわからなかったり，結果に興味がなかったりして，決定に関わろうとしないこともあるでしょう。私のカウンセリングを受けに来たあるカップルは，新車を選ぶのを片方が手伝ってくれないことで揉めていました。レイは車について経験も知識も豊富でしたが通勤には使っていなかったので，サムが車を選ぶことに興味を示しませんでした。でも，サムから頼まれ，その言い分を理解すると，喜んで手伝ったのです。

　意思決定のプロセスは複雑で大変そうに思えて，あなたのパートナーは関わろうとしないかもしれません。たとえば，ボビーがパートナーと一緒に家のローンを再度工面する場合，膨大な時間を費やして銀行や金融業者や金利について調べるでしょう。そうしなければ詳細がわからなくなるからです。彼女は間違いのないようにしたいのですが，意思決定では間違いが起こる可能性も少なくありません。そうした状況では，あなたは自分だけで決めなければならないことを負担に感じるかもしれません。

●意思決定に関する対処法

　あなたが考えを合理的かつ論理的に提示すれば，パートナーがそれに応じてくれる可能性が高まるかもしれません。フローチャートを使用すると一歩ずつ意思決定プロセスを進めていけるため，相手は論理的に順を追ってあなたの考

えについていくことができます。ボビーのパートナーはそうしてボビーが意思決定のプロセスに圧倒されないようにしました。次の第3章では、フローチャートの例とその作り方のほか、意思決定の段階モデルを挙げています。また、第7章では、アスペルガーのパートナーが応じる可能性が高くなる、合理的で論理的な方法で考えを提示する方法を取り上げます。

柔軟性のなさと頑固さ

相手の頑固さや自発性のなさは、親密な関係では火種や失望のもとになることが多くあります。アスペルガー症候群のある人は、思考パターンに柔軟性のないことでよく知られていて、すべてかゼロかといった、グレーのない白黒思考で物事を見ます。そうした凝り固まった考えによって、新しいアイデアや計画の実現は難しくなりがちです。また、日課の変更は相手にとって極めて耐え難いことがあります。

予測がつかないことによって、コントロールできなくなるような感覚が生じることがあります。あなたのパートナーの頑固さは、アスペルガーに伴うことのある不安や過敏さに対処するために環境を管理しなくてはならないことと関係している場合があります。そうした問題によって、何を食べ、どこに行き、どのように時間を過ごすかについて、柔軟性がなくなることがあるのです。アスペルガーの人の多くは、親密な関係に邪魔されることに上手く対処できません。アスペルガーの人はときに、仕事かパートナーシップの少なくともどちらかを上手くいかせるには、職を辞めるか関係を終わりにするかの二者択一しかないと考えることもあります。

● 柔軟性のなさと頑固さへの対処法

予期せぬ変化は大きなストレスと不安を生むことがあります。家庭やふたりの関係での決まり事、イベント、求めていることに関する変更について決定を下すときは、相手と一緒に行いましょう。それができない場合は、これから起こる変化について事前に相手に知らせるようにしてください。

相手が同意すれば、柔軟に考える練習をしてそれを身につけられるように手伝ってあげることができます。機会があればいつでも、白か黒かではなくグレーもあることを思い出させましょう。物事が起こる理由や誰かがある振る舞い方

をする理由をいくつも示してください。週に一度や二度，事前予告なしに何か
をしてもいいと言ってくれることもあるかもしれません。そうした「不意打ち」
は，最初はほんの少しにして，相手が凝り固まったパターンをゆっくり崩して
いけるようにすることが必要な場合もあります。いつもの夕飯のメニューやそ
の準備の仕方を変えることはできるでしょう。よく考えて計画的に変化を起こ
すことで，柔軟に行動できるようになる可能性が高まるのです。

　あなたは変化を起こせますが，必ずほんの少しずつにしてください。その間は
自分自身を大事にすることです。外食をめったにしないことや限られた同じ場所
しか行かないことに飽き飽きしたら，友人と出かけたり新しい場所に行ったりす
る予定を立てましょう。パートナーと行きたいと思うかもしれませんが，まった
く出かけられないよりは誰かほかの人と行った方がいい場合もあるのです。

物事の段取り

　アスペルガー症候群の人は実行機能に問題があることがよくあります。実行
機能には，課題を段取りよく行い，忘れないでいる，などの能力が含まれます。
アスペルガーのあるパートナーは，段取りが悪くて物事をまとめるのが苦手か，
きっちり整理してそのシステムに変化があると動揺するかのどちらかになりが
ちです。アスペルガーのあるジョーは，パートナーが彼の机を片づけようとし
て自分と違うやり方で整理整頓してしまうと言います。そうされると，その後
1時間かけて机の上や引き出しの中も全部，自分が把握している通りに整理し
直すはめになるのです。私はジョーの定型発達のパートナーと話し合い，彼女
がそんなふうに「協力的」になりすぎないようにしました。

　相手は短期記憶や段取りの悪さの問題を抱えている可能性があるため，家の
切り盛りに苦労することがあります。相手が特定の家事をあなたと同じレベル
ではできなかったり，すっかり忘れてしまったりするので，家事の分担はどん
どん不平等になるかもしれません。ある人は，マグカップやグラスは外側だけ
でなく内側も洗う必要があるのだと何度注意してもアスペルガーの奥さんは外
側しか洗わない，とぼやいていました。関係の中で負担が過剰になると不満の
種となり，お互いに恨みを募らせかねません。必要な時に相手が頼りにならな
いとあなたが思っている一方で，相手は子ども扱いされていると腹を立ててい
ることもあるのです。

実行機能の問題は理解されにくいことがあります。アスペルガーの人は，それ以外は極めて知的で多くのことをこなせるからです。相手は学歴が高くて自分の専門分野については詳しいので，仕事が長続きしない，担当の家事をこなせない，親しく会話を続けることができない，といったことにあなたは戸惑うかもしれません。怠けている，やる気がない，ごまかす，というふうに見えることがあっても，実生活で求められることに対応する上で，本当は助けを必要としているかもしれないのです。

●物事の段取りに関する対処法

あなたのパートナーには，特定の責務について計画を立てて実行するための視覚的なサポートや構造が必要かもしれません。あなたが自分の求めていることをしてもらって満足できるようになるには，かなりの根気強さや創造力がいるでしょう。第3章と第7章では，カレンダー，チェックリスト，メモ書きなどの視覚的ツールを使って相手が記憶して段取りできるようにするための情報と併せて，家事の分担表やほかのコミュニケーションツールの例を紹介しています。

友人や家族との関係

社交上の理解に欠けることや普通でない社交上の振る舞いは，アスペルガーのパートナーのトレードマークになることもあり，あなたの家族や友人との関係にも影響しかねません。相手は，自分の身だしなみによってあなたが恥ずかしい思いをしていたり，配慮がない印象をあなたやその周りの人たちに与えていたりすることが，さっぱりわかっていない可能性があります。パートナーの風変わりで馬鹿正直な，反逆児的な態度は，最初はあなたを強く印象づけたかもしれませんが，困惑の種となることもあります。けれども，相手が友人や家族や同僚を不快にさせるのは，悪気はないかもしれないのです。

あなたが相手に無礼さを指摘しても，尊大な態度をとって認めようとしないこともあるでしょう。マージーは，ロニーが職場に迎えに来るときにだらしない恰好をしていたのでギョッとし，同僚たちの前で恥ずかしい思いをしたことが何度となくありました。自分が知らない人に見た目をどう思われるかなんてロニーにはどうでもいいのです。見知らぬ人から良く見られるためにマージー

が買い物に行く前に1時間も準備に費やすのは，彼にとっては馬鹿げたことに思えます。

　アスペルガーの人は，必ずしも他人からよく思われようとはしません。それは，彼らからすれば，道理に合わない場合があるからです。なんだって知らない人に良く思われようとしなきゃいけないの，というわけです。ある女性は，市場にふたりでいるときに友人にばったり会うと，パートナーが挨拶しようともせずに立ち去ってしまうと不満を言っていました。彼の反応は，自分の知り合いではないのだから，彼女が知らない人たちとおしゃべりをしている間，なんで突っ立っていなきゃならないのか，という合理的なものでした。別の女性のアスペルガーの夫は，家族との食事にパジャマで行ったそうです。彼の理屈では，平日は働きづめでリラックスしたかったし，家族だけなんだから，ということでした。定型発達のパートナーは，こうした状況になると腹が立つやら恥ずかしいやら，とよくこぼします。

　さらに，アスペルガーの理屈はほとんど文字通りになりかねません。パートナーは，何かを訊かれたら，当然，正直に答えてほしいのだろうと思うことがあります。あなたのお母さんに夜の特別なイベントに参加するための新しい服やヘアスタイルについて感想を訊かれたら，パッとしないと答えてしまうかもしれないのです。人間関係には興味があっても，社交辞令が理解できない場合もあります。アスペルガーの人が社会的な状況で正直さと駆け引きや分別を使い分ける微妙なルールを習得するには，時間がかかります。パートナーのことを家族や友人に説明するのは，ときには大変かもしれません。

● 友人や家族との関係についての対処法

　きれいな身だしなみや社交上の駆け引きは常識だとあなたは思うかもしれませんが，これはパートナーには論理的にしっくりこないことがあります。相手は，それがあなたにとってどれほど重要かわかれば，それに関して行動を進んで変えるようになる可能性があります。パートナーは，家を出る前に歯を磨いたり，服のシワを気にしたりすることは全くないかもしれません。けれども，あなたにとって重要であれば，髪をとかしたりパジャマを着替えたりすることを学べるのです。それは，あなたが相手にとって重要だからです。

　パートナーの社交上の困難を理解することは，お互いの社交上のニーズやふ

たりの関係に影響が出ないように，あなたが期待の一部を見直し，相手をサポートする上で役に立つでしょう。相手の実際の大変さに耳を傾けて受け入れることが重要です。避難所となる安全地帯からどちらも大きく押し出されないようにしながら，創造的に前進してください。アスペルガーの人の中には，社交スキルのコースやグループに参加して，アスペルガーのないパートナーが重要とみなす行動を学ぶ人もいます。

感覚の問題

　感覚過敏は多くの場合にアスペルガー症候群と密接に関係していて，あなたのパートナーはそのせいで特定の状況で不快に感じることがあります。ジャケットとネクタイが必須の場所が，パリッとしたシャツや首にピッタリしすぎる襟の感触が耐え難い人には問題外でしょう。あなたのお気に入りのレストランでは蛍光灯が常にちらついているので，あなたとの食事を楽しめないかもしれません。感覚の問題が大きいと，耐え難い状況を避けようとして，パートナーはますます頑なになる可能性があります。

●感覚の問題の対処法

　パートナーが新しい状況について不平を言う場合，感覚の問題が関係していないか探ってみてください。全体的な雑音や刺激の度合いの点で，照明，部屋の温度，関わっている人の数，求められるやりとりなどの要素について考えてみましょう。第11章では，感覚の過敏さを含め，アスペルガーに伴うことの多い状態と，それを相手が切り抜けるのを手助けする方法を探ります。

あなたがすべきこと

　社交上のやりとり，行動，興味に関してアスペルガーのパートナーが格闘している困難は，ふたりの親密さにも広く影響します。けれども，対処法や難局を切り抜ける方法は数多くあり，パートナーやふたりの特別な関係に焦点を合わせた場合に使えます。社交面や行動面で相手がサポートを必要としていることを個人的に捉えないようにしてください。そうした問題は，アスペルガーに

共通して起こるもので，あなたとはほとんど関係がないかもしれないのです。

　たとえ心が乱れたり，腹が立ったり，傷ついたりしても，難局であなたが感情的に反応するのではなく，落ち着いて理性的に対処すれば，ふたりの関係は改善できます。アスペルガー症候群のあるパートナーを愛するために関係を築くツールを学んでいくうちに，そうしたスキルは身につくでしょう。手始めに，相手の行動を解釈し直すことを学べば，自分とは大きく違う個性にもっとポジティブに対処できるようになります。

物事の捉え方を変える

　サラ・ヘンドリクスはアスペルガーのパートナー，キース・ニュートンとの共著で次のように書いています。「彼は意地悪で私は不当に扱われているという見方をしていたときは，何も変わりませんでした。見方を変えて，彼は彼なりのやり方で世界を見ていて，私は彼を誤解していると捉えるようにしたら，物事はよくなったのです」（Hendrickx and Newton, 2007, 63）。相手を冷たくて思いやりのない人間として捉えていると，相手のやることなすことをネガティブに解釈しがちです。けれども，怒りや苛立ちなどの感情から一歩身を引き，相手の行動の解釈を変えることをあなたは学べるのです。相手の視点で出来事を捉えることに取り組んでみてください。溜まった怒りや苛立ちを少し和らげると，パートナーの扱い方が上手くなって感情面のニーズが満たされやすくなります。

ワーク2.2

相手の行動の捉え方を変える

　このワークに取り組むことで，自分の感情的な反応について気づきが高まり，相手の意図を違った視点で捉えられるようになります。「相手の行動の捉え方を変える」のワークの例が参考になるでしょう。

　　1．1枚の紙に3つの欄を作ります。
　　2．各欄に，「行動または状況」「私はどのように感じるか」「別の捉え方」

と書きます。

3. 1つ目の欄に，あなたが悲しくなったり，動揺したり，腹立たしく思ったりする，相手の行動やふたりの関係の状況を書き込みます。描写だけにしてください。つまり，気持ちや解釈を交えずに出来事や行動に注目して，言葉で表現します。

4. 2つ目の欄にあなたの気持ちと解釈を書きます。相手がそうした行動を取ったのはなぜだと思うか，あなたはどうしてそれに傷ついたり苛立ったりしたのかなどを書いてください。

5. その行動や状況について別の理由を1つ以上考えてみて，3つ目の欄に書いてください。

ワーク2.2の例

相手の行動の捉え方を変える

行動または状況	私はどのように感じるか	別の捉え方
サリーは1つのレストランしか行こうとしない。初めて会ったときから，ほかのところに行ったことがない。	彼女は僕のことや僕の好きなものなんて考えていない。外で僕と一緒に時間を過ごすのが好きじゃないんだ。	この場所を好きなのは，静かでお気に入りのメニューがあるから。彼女は外で食べるのが好きじゃないし，以前からそうだった。
僕が病気で3日間寝込んだとき，彼女は夕食のときしか部屋に入ってこなかった。具合を尋ねることもせずに食事を置いていった。	これで彼女がどれだけ自分のことしか考えていないかわかる。つながりがなくて僕が寂しくて悲しい思いをしているんじゃないかなんて，気にかけてもいない。	彼女は病気になるとひとりになりたがる。具合の悪い相手にどんな気分か訊くなんて馬鹿げていると思っている。
友人たちと皆で出かけると，彼女が口を開くのはだいたいが株についての話題だけなので，皆うんざりする。	彼女は失礼だし，自分のことしか考えていない。気にかけるのは自分の関心事だけ。	何を言ったらいいかわからなくて，自分の話に皆が退屈しているということに気づく手がかりを理解できずにいるんだろう。

つらい出来事について自分の推測や気持ちから離れて客観的事実を描写するのも，そうした行動について別の捉え方をするのも，練習が必要です。その練習をすれば，孤独感は和らぎ，感情の枯渇や怒りにつながる心境を捉え直すことができます。また，何かを考え，それについて強い感情を抱いたとしても，それが本当とは限らないということを思い出させてくれるでしょう。

　強い感情的反応を引き起こす状況の捉え方を変えても，あなたの感情が変わらないこともあります。相手の行動をより良く理解するというのは，あなたがそれに同意するということではないし，必ずしも，相手の理屈がわかって気持ちが楽になるということでもありません。一歩引いて物事を別の視点で捉えられるようになるというだけのことです。それでも，気持ちが少し和らいで，自分のニーズを満たすために創造的な解決策を思いつく余裕ができるかもしれません。

　あなたもパートナーもこのワークを終えたら，時間を取ってそれについて話し合いましょう。あなたがどんなことをすると相手はつながりを感じられなくなるか，また，相手があなたの行動をどのように解釈しているか，あなたはわかっているでしょうか。パートナーは本格的にはワーク用紙に書き込みをしていないかもしれませんが，見解をあなたに話すことはできます。あなたが相手の「無慈悲な」行動について別の理由を推測できない場合は，理解できるように相手に尋ねてみましょう。これからの人生で，相手が極めて有能に見え，わざと特定のやり方で振る舞っているようにあなたは感じるかもしれませんが，真実からはほど遠いことがあります。

関係の警告サイン

　アスペルガー症候群はふたりの関係に困難をもたらす可能性がありますが，ネガティブな行動のすべてがアスペルガーのせいというわけではありません。アスペルガー的な脳の配線によって，相手は特定の反応に動じやすくなり，あなたの側も大きな反応をしてしまうことがあります。あなたかパートナーのど

ちらかが相手に対して我慢できなくなり，次の行動のどれかが見られるように
なった場合は，注意が必要な深刻な問題が別にあるかもしれません。その場合，
ふたりで専門カウンセラーや心理療法士に相談するといいでしょう。

- 相手を傷つける言葉の暴力
- 殴ったり突飛ばしたりする
- 自己破壊的な行動（深酒，ギャンブル，浪費など）
- あらゆる種類の乱用や虐待

　あなたもパートナーも，アスペルガー症候群を理由に相手を虐げることはで
きません。こうした行動はどちらの側にも深刻な結果をもたらすおそれがある
ので，我慢すべきではありません。

重要なポイント

　アスペルガー症候群に関連する多くの行動によって，相手と親密な関係を築
くのが難しくなる場合があります。特定の行動によって生じるダメージに相手
がちっとも気づかないのはなぜか，また，相手が自分の観点からしか物事を見
られないのはなぜか，あなたには理解しがたいかもしれません。もしかしたら，
相手はわざとそんなふうに振る舞っているんじゃないかと疑い始めているかも
しれませんが，たいてい悪気はないのです。パートナーには，予測できること
や社交上のルールをよく理解できるようになることが必要かもしれません。や
やこしい社交ルールや言葉によらない接し方をあなたが一生懸命通訳している
と，関係に疲れ果てかねません。
　ときに，物事は良くなる前に悪化したように見えます。あなたの希望は一時
的に打ち砕かれることがあります。この時点では，ふたりの関係はまったく健
全ではなく，充実していないように思えるでしょう。相手にはあなたのニーズ
や希望の一部を満たすのは無理かもしれないと気づいて，ふたりの関係につい
て思い描いていた夢を失い，あなたは悲嘆にくれるかもしれません。
　未来は可能性に満ちています。そうと知らずにアスペルガー症候群に対処し

ていたときには，状況をよくするすべはありませんでした。けれども，あなたはもう知っているのです。あなたが求める愛を受け取り，与えるには，現在の理解や期待の一部をふたりとも変えなければなりません。最終的にはお互いに，もっと深く，もっと成熟した愛情と関わり合いの境地にたどり着けるでしょう。

第3章

違いを受け入れる

人類としての私たちの最大の長所は違いを認める能力にある
が，私たちの最大の欠点は違いを受け入れられないことだ。
——ジュディス・ヘンダーソン

　あなたとパートナーの脳の配線が違っていることを認めるのは簡単ではない
かもしれません。これまで，社交上のやりとりや行動がどのようにふたりの間
の問題へと変わっていくかを見てきました。この章では，もう少し深く掘り下
げて，あなたと相手の生まれつきの違いの一部を理解しましょう。その違いを
受け入れる方法についても探っていきます。

共感と体系化

　あなたとアスペルガー症候群のパートナーとの違いは，共感や体系化につい
て，ふたりの能力の差を検討することでわかります。共感には，他者の気持ち
や境遇を我が身のことのように感じて理解することが必要です。共感はアスペ
ルガーのある人にとって，一般的に弱点となる部分の代表例です。体系化には，
説明や探索，様々な形で関連する構成要素をまとめることなどが含まれます。
アスペルガーの人は，システムの理解や分析に長けていることがよくあります。

違いを見積もる

　自閉症の研究で有名な心理学者，サイモン・バロン＝コーエンは，多くの人を対象として共感と体系化について調べました。コーエンは共感力指数（Empaty Quotient：EQ：Baron-Cohen and Wheelwright, 2004）と体系化指数（Systemizing Quotient：SQ：Baron-Cohen et al., 2003）を作成しました。これらの指数は2つの質問票に基づいていて，この2つの領域における考え方の違いが明らかになります。一般的に，アスペルガーのない男女では，男性より女性の方が共感力のスコアが高く，女性より男性の方が体系化のスコアが高くなります。高機能自閉症やアスペルガー症候群のある男女は，アスペルガーのない男女より共感力のスコアが低く，体系化のスコアが高い傾向があります。これらの結果から，定型発達者とアスペルガーの人との考え方や感じ方の違いの一部が垣間見えます。

ワーク3.1

共感力テスト

　このテストは，許可を得てサイモン・バロン＝コーエンのEQ質問票から抜粋しました。共感力に関するこれらの文章から，あなたと相手がお互いや周囲の人たちとどのようにつながり合っているかについて，ある程度違いがわかるでしょう。パートナーがこのテストをやってみて点数が低かった場合，それは他人に無関心だということではなく，物事の体験や表現の仕方が違うというだけのことです。

　1枚の紙に1から20まで番号を書き，各文章に対して次の尺度で答えてください。

とても当てはまる	やや当てはまる	やや当てはまらない	全然当てはまらない
a	b	c	d

　パートナーもテストをやると助けになるでしょうし，話し合いの切り口になります。相手が共感力テストをやらない場合は，各文章がどの程度当てはまる

か，あなたひとりで選択肢から選んでから，今度は，相手が選ぶと予想される
ものを選んでください。テストに答えるのが誰であろうと，答えに正解も間違
いもありません。ただ正直に答えればいいだけです。

1. 誰か別の人が会話に入りたそうにしていると，すぐにわかる。
2. 自分には簡単に理解できることをほかの人が一度で理解できないとき
   に，説明してあげるのは苦手だ。
3. 話し合いの際に，要点がまったくわからないとよく言われる。
4. 失礼にあたるか礼儀にかなっているか，判断に苦しむことがよくある。
5. 会話中は，聞き手が何を考えているかは考えず，自分の考えに集中し
   がちだ。
6. 他人の言っていることが言葉通りではない場合，すぐに気づく。
7. ほかの人たちが何でそんなに動揺しているのか理解に苦しむことが
   ある。
8. 人の立場に立って物事を考えるのは簡単だ。
9. 他人がどう感じるか予測するのは得意だ。
10. グループの誰かが気まずい思いをしていたり居心地悪く感じていたり
    すると，すぐにわかる。
11. 意図せず他人の気に障ることを言ってしまった場合，それは自分の問
    題ではなく相手の問題だと思う。
12. 誰かに髪型をどう思うか尋ねられたら，たとえよく思わなかったとし
    ても正直に答える。
13. なぜ他人が人から言われたことによって気分を害するのか，いつもわ
    からない。
14. 他人の気持ちや考えを理解するのが上手いと人から言われる。
15. 人と話すとき，自分のことではなく，相手の経験について話題にする
    傾向がある。
16. 動物が痛そうにしていると心穏やかでなくなる。
17. 人の気持ちに影響されずに物事を決められる。
18. テレビのニュースで人が苦しんでいるのを見ると，心がかき乱される。
19. 言われなくても，相手の邪魔になっているかどうか察することがで

きる。

20. 鈍感だとよく人に言われるが，その理由がいつもわからない。

点数とその意味：

　20の各文章に対して選択肢の中から選んだら，回答を見ていきます。文章1，6，8，9，10，14，15，16，18，19では，a（とても当てはまる）を選んだ場合は2点，b（やや当てはまる）を選んだ場合は1点とします。これらの文章でcやdを選んだ場合は0点です。

　次に，文章2，3，4，5，7，11，12，13，17，20について見ていきましょう。これらの文章は，c（やや当てはまらない）が1点，d（全然当てはまらない）が2点となります。aやbを選んだ場合は，0点としてください。

　あなたの点数を合計します。最高得点は40点です。あなたの合計点は，元の共感力テストから私が採用したものに基づいた推定値となります。本来の共感力テストは最高得点が80点で，科学的に検証済みです。これは見本となる項目が含まれた簡易版で，こうした使い方に関しては，有効性は科学的に確立していません。

　結果を元の研究の結果と比べて推測できるのは，32点以上の場合に共感力が極めて高いと言えるかもしれないということだけです。10点に満たない場合は，共感力が低いと言えるかもしれません。この推測が当てはまらないように思える場合や，EQの完全版をチェックしたい場合は，巻末に記載している引用元の学術論文（Baron-Cohen and Wheelwright, 2004）を読むか，www.autismre-searchcentre.comにアクセスしてテストの最新版を入手してください。また，EQ，SQ，その他の2つのテストが，バロン＝コーエンの『共感する女脳，システム化する男脳』（NHK出版）の巻末に載っています。

　ここでの目的に関しては，共感についてのこれらの文章に対するあなた（そしてパートナー）の答えを確認することで，十中八九，あなたたちがそれぞれ共感や理解をどのように感じて表しているかに関して，パターンが見えてくるでしょう。相手がアスペルガーの診断を正式に受けていない場合，共感力の点数が低くても，必ずしもアスペルガーと診断されるわけではありません。この2つのテストは診断を目的としたものではありませんが，パートナーとの関係の一部の側面を理解するのに役立つことがあります。今度は，バロン＝コーエ

ンのSQテストの非公式の簡易版をやってみて，結果として現れる２つの異なる
パターンを比較してみましょう。

ワーク3.2

体系化テスト

　体系化には，ルールの理解や新しいシステムの構築を試みることが挙げられ
ます。１枚の紙に１から20まで番号を書き，次の20の文章に対して，あなたひ
とりで選択肢から選んでから，相手が自分でテストをやらない場合は，相手が
選ぶと予想されるものを選んでください。
　次のように，EQと同じ方法で回答します。

とても当てはまる	やや当てはまる	やや当てはまらない	全然当てはまらない
a	b	c	d

1．地図を読んで理解するのは苦手だ。
2．言語を学ぶとき，文法を面白いと思う。
3．コレクション（CD，コイン，切手など）をするとしたら，きっちり整
　　理する。
4．取扱説明書を理解して電化製品を組み立てるのは難しい。
5．建物を見ると，その建てられ方の緻密さに好奇心が湧く。
6．電車で移動すると，ダイヤがどれほど正確に調整されているかに驚く
　　ことがよくある。
7．歴史上の出来事について学ぶとき，正確な日付は重視しない。
8．賭け事でオッズがどのように動くのかを正確に把握するのは簡単だ。
9．高度な戦略が必要なゲーム（チェス，リスク，ゲームズワークショッ
　　プのゲームなど）は楽しめない。
10．動物を見ると，正確にどの種に属しているのか知りたくなる。
11．機械の仕組みに興味をかき立てられる。
12．テレビで科学ドキュメンタリーを観たり，科学や自然についての記事

を読んだりはしない方だ。

13. 絵を見るとき，通常，その制作に用いた技法については考えない。

14. 新しいテクノロジーについての記事やウェブページはめったに読まない。

15. コンピューターを買うなら，ハードドライブの容量やプロセッサーの速度について詳細を正確に知りたい。

16. 法律関係の書類はあまり念入りには読まない。

17. DIYの計画や家の修繕を引き受けた場合，あまり細部は気にしない。

18. 新聞を読むとき，サッカーリーグのスコアや株式市場指数などの表形式の情報に惹かれる。

19. 料理をするときに，やり方や材料が違うと最終的な仕上がりがどのように変わってくるか，厳密には考えない。

20. 音楽を聴くとき，いつもそれがどのように構成されているかに注意を払う。

点数とその意味：

　20の各文章に対してaからdの選択肢の中から選んだら，回答を見ていきます。文章2，3，5，6，8，10，11，15，18，20では，a（とても当てはまる）を選んだ場合は2点，b（やや当てはまる）を選んだ場合は1点とします。これらの文章でcやdを選んだ場合は0点です。

　次に，文章1，4，7，9，12，13，14，16，17，19について見ていきましょう。これらの文章は，c（やや当てはまらない）が1点，d（全然当てはまらない）が2点となります。aやbを選んだ場合は，0点としてください。

　あなたの点数を合計します。ここでも最高得点は40点です。EQテストと同様に，本来のSQテストは60問あり，最高得点は80点で，この簡易版と違って科学的に検証済みです。

　元のSQテストから採用したものに基づいて，合計が32点以上の場合，単に体系化の点数が非常に高いことを示しているにすぎず，10点未満の場合は，体系化の点数はかなり低いと言えるかもしれません。もっとSQテストについて知りたい場合は，引用元の学術論文（Baron-Cohen et al. 2003）を見てください。または，www.autismresearchcentre.com で新しい質問を用いたSQテスト

の改訂版が入手でき，その他にも興味深い調査やアンケートがあるので，参考になるでしょう。

　正確な点数がいくつであっても，これらの文章に対するあなたの回答から長所と短所が浮き彫りになり，ふたりの関係に取り組む上で役立ちます。ふたりの関係では，こうした違いが最も重要になる可能性があります。主に覚えておくべきなのは，あなたとパートナーのどちらかが共感や体系化のスキルに欠けているということではなく，世界の捉え方が大きく異なるということです。

　相手より体系化の点数が低いというのは，地下鉄のダイヤの調整方法や，建築家の建物の設計方法について学ぶ能力があなたにないということではありません。おそらく，「あたり前のこと」として，ある種の知識や理解を自ら求めたりはしないだろうという意味でしょう。同じように，相手の共感力クイズの点数が低くても，他者の感情を理解したり察したりする能力を高められないという意味ではなく，自然にはできるようにならないかもしれないというだけのことです。

わかったことを
実状に当てはめてみる

　あなたとパートナーが，どちらかにアスペルガー症候群のある典型的なカップルであれば，あなたの方がEQの点数が高いのに対し，相手の方がSQは高いのではないかと思います。あなたは，他人の立場に立って考えること，その場の思いつきで物事をすること，他人がどのように感じるかを予想することは簡単だと答えたかもしれません。一方，アスペルガーのパートナーは，他人の気に障ることをした場合に，それは自分の問題ではなく相手の問題だと感じるかもしれません。パートナーは取扱説明書を見ながら電化製品を組み立てるのは簡単だと思うかもしれませんが，あなたはIKEAの本棚をかろうじて組み立てられる程度です。パートナーが歴史上の出来事の正確な日付を重視する一方，あなたはその出来事が起こった日付どころか，それ自体ほとんど覚えていないでしょう。

共感力と人間関係についての理屈

　相手の気持ちを理解できるというあなたの能力は，様々な状況でパートナーとの関わり方を見つけるのに役立ちます。アスペルガーの人は，求められていることを理解するのが苦手な場合がよくあります。たとえば，スコットは具合が悪かったので，次の日の仕事に備えて休むために早めに寝たいと思っていました。彼のアスペルガーのパートナーは，いつもこんな時間に寝ないし，お気に入りのテレビ番組を一緒に観られなくなる，と言います。この状況で相手にそんな反応をされたので，自分のニーズは彼女にとって重要ではないのだとスコットは感じてしまいました。スコットが自分たちの日課を変えることに彼女ががっかりしているのはスコットにはわかるのですが，どうして彼女にはスコットの観点がわからないのでしょうか？

　アスペルガーがあるせいで，パートナーにはあなたの観点が簡単にはわからないかもしれませんが，ちょっとした手助けがあれば，あなたに配慮することは学べます。別のカップルでは，こんなことがありました。ジョニは，パートナーがホームパーティの最中にひとりで寝室に行ってしまい，みんなの相手をしなかったことでジョニを傷つけたと相手に認めてもらいたがっていました。彼女の考え方は，定型発達者にとっては常識的なものです。けれども，アスペルガーの人には同じ理屈が働きません。彼女のパートナーのカールには，パーティーの最中に部屋にいることの大切さがわからなかったのです。

　カールは，社交的な集まりにいると，どうしようもないほどの騒音に対処したり，一度にたくさんの人と必死に社交したりして，ひどく居心地が悪くなります。彼は，他人にどう思われようが，パーティーで気後れするよりも楽な状況にいる方がずっと大切だと論理的に考えているのです。私はカールに次のように提案しました。しんどくなったらいつでも休憩を取り，回復したらパーティーに戻ること。それから，自分がその場にいることがジョニにとってどれほど大切かをある程度理解して，社交の場でもう少し努力すること。ジョニも，カールが最善を尽くしていて，大丈夫なときには戻ってきてくれるとわかって，「休憩」を認めてくれました。

　パートナーの傾向とふたりの重要な違いについて気づきが深まれば，ふたりの在り方の違いによる溝を埋められるのです。それには，ニーズや自身の表現方法の違いを認識して真価を理解することが欠かせません。

ふたりの関係のシステム

　人間関係はシステムと考えられます。所属に関するルールが含まれ，相互に関連する要素（あなたとパートナー）で構成されているからです。一緒になって普段のやりとりがあり，何らかの形でお互いに頼り合っています。ふたりの間のやりとりによって，予想のつくパターンや境界がある程度できます。カップルとしてのあなたたちは，個人としてのふたりとは異なります。ふたりの関係は，独立した存在そのもの，つまり，システムなのです。

　あらゆるシステムと同じように，あなたとパートナーがどのように振る舞うべきかについて，不文律（隠れたカリキュラム）がふたりの関係にも存在します。アスペルガーのないパートナーは通常，多くの不文律や期待を自然に理解できるため，ふたりの関係の「システム」を当然のこととして捉えます。それに対し，アスペルガーがあると，ふたりの関係のシステムを分析するのに苦労します。電気配線のシステムや地元の路線システムなどのほかのシステムと違って，人間関係のルールや行動は予測がつかず，解読が困難だからです。

　人は多くの場合，予測可能なパターンをなぞるわけではありません。たとえば，似たような状況でも，気分やほかの要素に応じて違った反応をすることがあります。どうやら，上手く親密な関係を築く上で予測がつくことを求めるのは，アスペルガーだけの問題ではなさそうです。エレン・ファインとシェリー・シュナイダーの『THE RULES——理想の男性と結婚するための35の法則』（ベストセラーズ）は，ニューヨーク・タイムズ紙でベストセラー1位になっています。ところが，アスペルガーがあると，ルールに例外がある場合や特定の状況でルールがまったく機能しない場合に，ルールに柔軟に対応したり，流れに身を任せたりするのがさらに難しくなることがあります。

溝を埋める

　ある意味では，あなたたちは長所や短所が異なるからこそ，お互いに相性が良いということもあり得ます。ふたりの違いはときに，互いに補い合って，多くの場面でカップルとして上手くいくように役立つ可能性があります。ときには，補うような形で違いが機能しないこともあるかもしれません。たとえば，

パートナーが周りから鈍感だと思われていて本人がその理由をわかっていない，あなたが気分を害するのは自分の問題ではなくあなたの問題だと相手が断固とした態度でいる，あなたの電気器具を組み立てるのにパートナーが細部にこだわりすぎて完成まで1カ月も待たされるハメになった，などです。そうした場合は，補い合う関係だと感じられなくなることがあります。

　こうした面はすべて，根気強く続けることで改善できます。たとえば，パートナーにアスペルガーがあっても，あなたやほかの人がなぜ自分の行動を失礼で鈍いと捉えるのか理解できるようになるのです。この章と以降のいくつかの章，特にコミュニケーションに関する第7章では，ふたりの基本的な違いの一部から生じかねない食い違い，そして，必要な歩み寄りの取り組みを取り上げています。

ふたりの関係でシステムを活用する

　ふたりの関係のシステムを予想可能なパターンや明白なルールに変えられるようになれば，パートナーはもっと積極的に参加してくれるようになるでしょう。あなたは具体的にきっちりと物事を考えるのが苦手かもしれませんが，ふたりの関係でのシステムの活用は，パートナーが段取りや意思決定や家事をこなせるようにする際に真価を発揮します。たとえば，段取りにチェックリストやフローチャートを使用すれば，様々な雑用や責務を順序立てるビジュアルツールとなります。これらのツールは，あなたが望むことを相手が正確に理解し，期待に応えるのを助けてくれるのです。ふたりの間でルールを明確にすることも重要です。第8章では，それに役立つ取り組みも紹介しています。

　ふたりの間でシステムがもっとスムーズに動くように，今すぐ始められるシステムを例として次にいくつか挙げます。いちばん役に立ち，自分たちに関連がありそうなものから始めてください。短期間で成果が現れるはずです。上手くいけば，あなたはその方法でパートナーとの取り組みを続ける気になったり，独創性を発揮してふたりの状況にもっと役立つ方法を見つける気になったりするでしょう。

●段取り

自分たちにとっていちばん上手くいく段取り方法を見つけるには，いろいろ試してみる必要があるかもしれません。ふたりがチームとして協力し合えるような方法を探してください。アスペルガーの人の多くは，聴覚情報（聴こえるもの）より視覚情報（見えるもの）の理解に長けているようです。そのため，写真やリストや表といった，視覚に訴える形で情報を示すことが往々にして最も効果的です。ふたりで一緒に段取りシステムを作った方が上手くいきます。

- 一日を通じて生産性を高めるには，チェックリストが役立ちます。雑用リスト，買い物リスト，用事リストなどを作るといいでしょう。
- カレンダーや手帳は，各自の活動や一緒の活動の調整に役立つことがあります。共通のカレンダーをチェックして，自分の手帳とカレンダーの両方に予定を加えることを忘れないよう，相手に注意を促してください。定期的にふたりでカレンダーを更新しましょう。
- 一緒にスケジュールを立てて，重要なタスクを誰がいつ行うかを大まかに書きます。たとえば，毎週1時間取って請求書の支払いをする，あるいは，週に1回，朝に掃除をする，といったことにあなたが応じるなどです。
- 特定のタスクを遂行するのに必要なものを準備します。たとえば，引き出しに通帳・ペン・電卓・レシートを入れる，掃除道具を入れたバケツを浴室のクローゼットにしまっておく，などです。
- 家事の段取りや切り盛りには，ふたりが使う共通の視覚ツールとして雑用表を使うといいでしょう。家事の雑用表の代わりに，1日単位や週単位のタスクチェックリストを使用することもできます。

次の雑用表の例では，各自が特定の雑用を終えたら自分のイニシャルを該当するマス目に書き込みます。いつ誰がやるかを事前に計画した方が上手くいくこともあります。また，それぞれがマス目を埋めるべき数だけを決め，それ以上は成り行きに任せるカップルもいます。表には片方のイニシャルを書き，一緒にやるという方法も，作業をやり終えるのに役立つでしょう。

表 3.1　雑用表の例

毎日の雑用	月	火	水	木	金	土	日
ベッドメーキングをする							
ペットに餌をやる							
食器を流しに運んでテーブルをきれいにする							
食器を洗う，または食洗機に入れる							
台所のゴミ箱をチェックして，いっぱいなら棄てる							
週2回の雑用							
台所の床にモップをかける							
猫のトイレをきれいにする							
週1回の雑用							
衣類の洗濯をして，乾いたら畳んでタンスにしまう							
毎週火曜日にゴミを出す							
食料品を買いに行く							
居間に掃除機をかける							

　この表は単なる見本にすぎません。表の作り方はたくさんあり，本やインターネットでほかの例が見つかります。一般的には，わかりにくい大きな表を1つ使うよりも，リストや表を複数使った方が上手くいきます。たとえば，庭仕事（ごみを集める，落ち葉をかき集める，除草，水やり，草刈り，縁取り，掃除），家事の雑用，家族全体の計画のそれぞれに，専用の表を1つずつ作成してもいいでしょう。

　この特定の表の細部で行き詰らないようにしてください。基準は人それぞれ異なるので，あなたとパートナーではおそらく基準が違うでしょう。たとえば，ベッドシーツを2，3日おきに交換する人もいれば，月にせいぜい1回という人もいます。

洗車，冷蔵庫の掃除，掃除機がけ，シーツの交換など，特定の雑用をどのくらいの頻度で行うか，パートナーと一緒に決めることが必要です。これには多少，妥協が必要かもしれません。たとえば，あなたが台所の床は毎日モップをかけたいと思っていて，相手は月に数回で十分だと考えている場合，当面は，相手が月に2，3回モップがけをして，残りの日にあなたがモップがけをすることにしてもいいでしょう。ふたりの関係のチームワーク的な側面が育つにつれ，あなたがそれを必要だとみなしていることから，いずれ相手は雑用をやることにもっと協力的になるかもしれません。

　ときには，お互いの基準に合わせたり，交換条件を出したりしてもいいでしょう。あなたが玄関に靴を脱ぎ散らかさずに靴箱にしまえば，相手は毎日はたきをかけてくれるかもしれません。こうした交渉や歩み寄りは「隠れたカリキュラム」的な考え方なので，アスペルガーのある相手には率直な説明が必要なことがあります。家事の切り盛りの問題について意見が合わない場合は，カウンセラーの力を借りて，こうしたタスクの取り決めや計画の作成を行ってもいいでしょう。

　作業を成し遂げるのにどれくらい細かい取り決めが必要か，あるいは必要でないか，ふたりで一緒に判断してください。たとえば，浴室や台所や寝室の掃除など，多くの手順を踏んでやってほしいときには，その手順を示す必要があるかもしれません。植物への水やりのような，あなたにとっては簡単なことでも，特別な指示が必要な場合があります。どちらかが，特定の作業は特定の方法でやらなければならないと思っていることもあります。折り合いがつかない場合は，その特定の作業の仕方にこだわる方がその作業を担当することにしてもいいでしょう。望むやり方をお互いに教え合う，相手に管理を任せる，可能であれば基準を下げて相手の作業の仕方を受け入れる，のどれかが必要です。

　作業が上手くできたら，自分たちにご褒美をあげてください。一日のリストのすべてを終えたら，少なくとも30分から1時間，電話で人と話したり，本を1章分読んだり，お風呂に入ったりなど，自分のために何かをしましょう。パートナーにも同じようにしてもらいます。たとえば，相手がその日の作業を終えたら，まる1時間，静かに過ごす，コンピューターの前で過ごす，ベッドで横になる，罪悪感なく何もしないでいる，などしてもらってください。

●意思決定と問題解決

　意思決定には，お金の取り扱い，子どもたちへの対応，休暇に行く場所の決定など，お互いの目標や家族の目標を支えるためにチームとして取り組むことが含まれます。アスペルガー的な字義通りの理屈に基づいた，相手のイライラするような回りくどい考え方に対処するのは大変な場合もあります。アスペルガーのあるアレックスは，キャシーという同僚とかなりの時間を過ごします。アレックスのパートナーのデヴィンは彼とキャシーとの仲が気になると伝えましたが，アレックスは「何もやましいことはしていない」と言い張ります。実際のところ，不適切な身体の接触はないのですが，何も起こっていないことが明らかなわけではありません。デヴィンはその後も心穏やかではありませんでしたが，アレックスにはデヴィンの見解がわからず，考慮できなかったため，私と３人で話し合い，彼が論理的に理解できるように説明しました。アレックスはこの状況について，デヴィンの不快な気持ちを考えることの大切さをようやく理解し，キャシーと過ごす時間を減らすことに同意しました。私たちが新しい問題解決システムを活用するまで，アレックスが理屈っぽくて堂々巡りになったことから，こうして同意に達するには時間がかかったのです。

意思決定のシステムをもつ：

　これは，相手が意思決定に参加し，ふたりが堂々巡りにならないようにするのに役立ちます。たとえば，この先，パートナーと一緒に決定しなければならないことが出てきたら，次の意思決定モデルを試してみてください。

1．解決すべき問題や行うべき決定を明確に示します。この例では，デヴィンにとっての問題は，アレックスがキャシーと過ごす時間が多すぎるということです。

2．解決策についてブレインストーミングを行います。ときには，検討が必要な解決策が，そうすべきか否かの二者択一になることもあります。また，ほかの可能性を探ることが必要な場合もあります。この例では，アレックスがキャシーと一緒の時間を過ごすのを完全にやめる，これからもキャシーと多くの時間を過ごす，もしくはキャシーと時間を過ごすけれども少なくする，となります。

3．解決策を評価します。それぞれの可能性の良い点と悪い点について話し合いましょう。このシステムは間違いなく，双方が意見を出した場合に最も上手くいきます。このケースでは，アレックスは最初，今まで通りにすると言い張りました。デヴィンは，アレックスとキャシーはそんなに多くの時間を一緒に過ごすべきではないと主張しました。

4．決定を下します。グループ全員でランチを食べるとき以外は，アレックスがキャシーと一緒にランチをするのは週に1回だけにすることに双方が合意しました。

5．この取り決めに従い，後で再評価を行って，この解決策が上手くいっているか確認します。上手くいっていない場合は，このプロセスをやり直し，別の解決策で上手くいくか試してみましょう。このケースでは，3カ月後にこの決定で大丈夫だとふたりとも感じていました。実際のところ，アレックスは職場で新しい友人ができ，デヴィンはもう不安を感じることがなくなったのです。どちらかが何らかの理由でこの決定に不満なことがわかったら，プロセスをやり直して，さらに合意点を見出します。

ビジュアルツールを意思決定プロセスに役立てる：

フローチャートを使うと，決定事項や考えられる成り行きが明確になって理解しやすくなります。順を追って説明した図で情報を提示すれば，アスペルガーのパートナーは全体像に圧倒されずに各段階に注意を集中させて，積極的に貢献できるようになるでしょう。

どちらかが凝ったマークや綿密な対応策を使ってチャートを細かく書くことにはまってしまうと，フローチャートは意思決定の助けにならず，むしろ妨げになりかねません。ふたりが簡単に使えるようにするには，フローチャートはできるだけシンプルにして，対象を広げないようにしてください。大きくて入念なフローチャートを1つ使って様々な成り行きや結果や新たに下すべき決定をあちこち書き足すよりも，複数のチャートを使って様々な決定を詳細に書くほうが上手くいきます。大きなフローチャートを作ろうとすると，まとめ上げるのが悪夢のようになり，しまいには役立つどころか，さらに混乱しかねません。

フローチャートの作成は，決定が必要な事項を判断するところから始めます。

大きな1枚の紙の左側か上の真ん中から始めて，小さい四角か長方形を描いていきます。四角または長方形の中に，決定すべきことを書き出してください。矢印や線を使って別の四角とつなぎ，別の四角に考えられる解決策や有望な決定事項の成り行きを書いて，プロセスの流れがわかるようにします。見本として2つのフローチャートを次に挙げます。

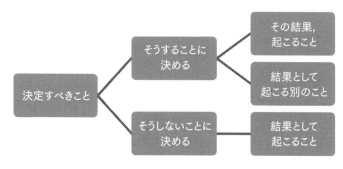

図3.1　フローチャートの例A

決定すべきことを書きこんだフローチャートは次のようになります。

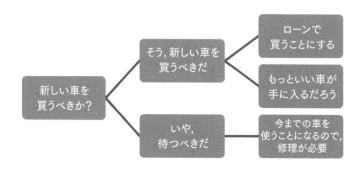

　見てわかるように，ときには，フローをたどっていくと別の決定すべき事項に行き当たることがあります。予算を立てて，新たにローンを組めるか確認する必要があるかもしれません。それを新しいフローチャートに詳しく書き出すか，もう1段階か2段階しか必要なければ，同じフローチャートのさらに右側に書き足します。複雑になりすぎないようにしてください。

次のフローチャートは前のものと似ていますが，左から右ではなく，上から下に向かって書いてあります。自分たちのやりやすい方を選んでください。

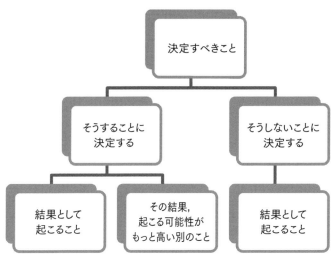

図3.2　フローチャートの例B

自分たちのやり方で，柔軟に，創造的に行ってください。たとえば，パートナーが物事が変わらないことを好み，変化を起こすのが苦手な場合，そのまま待ったらどうなるかに焦点を合わせるようにします。良い点と悪い点のリストを作り，新車を買うというあなたの考えの根拠として，筋の通った理由を思いつく限りすべて書き出しましょう。費用を書き加えると，新車は必要だし，買う余裕も十分にある，というように，論理的に議論するのに役立つかもしれません。

ときには，できることをすべてやり尽くしても合意に達しないことがあります。私の知っているあるカップルは，アスペルガーのある女性の方がどんな変化にも不安を強く感じるので，大きな決断は一方的に行わなければ何も決まらないと男性の方は感じています。彼がこの特定の状況で取った対応策は，ひとりで出かけて新車を買ってくるというものでした。このやり方はお勧めしませ

んが，ふたりの関係はその後も続いていき，そうした時期を除けば，彼らはふたりでとても幸せに人生を歩み続けています。

　これ以上システム化は必要ないし，望まないとあなたは思うかもしれませんが，パートナーにとっては必要で，時間管理や段取りや指示の助けとなるかもしれないのです。決定すべき事項や片づける必要があるタスクや責務に潰されないような方法で対処することで，自分自身や相手のストレスを減らすことができます。現在，あなたが引き受けている責務が多すぎるなら，ここで時間とエネルギーを費やして管理システムを導入すれば，その苦労は報われるし，それ以上縛られず，最終的には自由になれるでしょう。

重要なポイント

　あなたと相手の間に立ちはだかっている，共感重視の在り方とシステム重視の在り方との溝を埋めるには，たくさんの方法があります。論理的な行動システムは，あなたにはガチガチに聞こえるかもしれません。けれども，ふたりの関係であなたが必要としているものの多くが手に入れられるようになる可能性があるのです。最近読んだインターネットの書き込みでは，アスペルガーのパートナーが家事の分担を引き受けてくれないと不平を漏らしている人がいて，彼女は，物事が上手く片付くようなシステムがあればいいのに，と書いていました。これに対して，アスペルガー当事者のあるブロガーが，1911年にフレデリック・W・テイラーが発案した科学的管理法を試してみることを勧めていました。

　この科学的管理法を用いて家庭の雑用を済ませれば効率は上がるかもしれませんが，アスペルガーのないパートナーはおそらくとても不満に思うでしょう。テイラーのシステムは家庭で使うには厳しすぎる面がありますが，合理的な行動計画を作成すれば，家事を終わらせるのに役立つかもしれません。先に挙げたようなシンプルな雑用リストを使えば，雑用を済ますシステムを用いない状態と「科学的」手法との中間に近いものとなるでしょう。

　この本の残りの大半は，お互いに愛情を感じて満足するために，パートナーとの絆を深めることにページを割いています。感情面でのギブアンドテイクは，

あなたにとってはアスペルガーの合理主義的なパートナーより簡単なことかも
しれませんが，何をギブアンドテイクするかについては慎重になる必要があり
ます。定型発達者のやり方が唯一の方法ではありませんし，最善の方法という
わけでもありません。あなたが相手に耳を傾けるようになるにつれ，人生と愛
情の理屈と現実性について理解が深まるでしょう。

第4章
ふたりの関係の本質

> 一目惚れはよくあることだ。ふたりの人間が生涯にわたって
> お互いに関心をもち続けていられたら，それは奇跡となる。
> ——サム・レベンソン

　愛は盲目でしょうか。それとも，それ以上のものでしょうか。ふたりの関係の発展の仕方には，関係を育て続けるための教訓が含まれています。抗いようのないプラスの感情を基に発展した愛を続けていくには，関係のもっと現実的な段階を経ることが必要です。時が経つにつれ，相手のことがもっと明確に見えるようになり，だんだん欠点が目につき始めます。しばしば，深い関わりと努力によって振り子の揺れが収まり，成熟した愛に至ります。現時点では，ふたりの関係の難点ばかりに気を取られてしまっているかもしれません。けれども，おそらく関係の始まりの頃にはそうではなかったでしょう。

　あなたたちの関係はおとぎ話のようなものではないかもしれませんが，「昔々」があり，「幸せに暮らしました」となる可能性もあるのです。「幸せに暮らしました」については，定義し直さないといけない場合がありますが，それは後で行います。まずは，お互いに知り合って何らかの魅力を感じ始めたところから始めましょう。アスペルガーのあるパートナーとの関係の始まりを理解すれば，ウキウキした気持ちや心温まる想いを呼び覚ませるかもしれません。また，最初に惹かれたときのことを振り返り，アスペルガーのある人をどうしてパートナーにすることになったのか理解することも重要です。ふたりの関係の進展は，一方的なものであることはほとんどないからです。

多くの理由から，意識的であれ無意識的であれ，あなたは相手をパートナーに選んだのです。たいてい，アスペルガーのない方が関係を始めるきっかけをつくりますが，それは，アスペルガーがある相手は，あなたが行動を起こして相手への関心をはっきりと示さないと，気づかない場合があるからです。今のパートナーを選んだことについて，奥に秘めた希望や動機，その他の理由を理解すると，違った視点で関係の発展に焦点を合わせられるようになることがよくあります。

また，パートナーの行動があなたにとって重要な役割を果たしていることがあります。私のところに来る人の多くはアスペルガーの人とのつきあいが初めてではないのですが，それはおそらく偶然ではないでしょう。あなたが似た特徴のある人と数多く関係をもってきたように思うなら，まず間違いなく，あなたの中に重要な理由があります。とても重要ないくつかのニーズをあなたのパートナーが満たしていた（今でもそうだといいのですが）可能性が高く，実際にはあなたにお似合いかもしれないのです。

この章は，関係を上手くいかせるためにさらにエネルギーを費やして本気で取り組む際に，ふたりの関係をもっと深く探っていくのに役立ちます。馴れ初めを思い出せば，今でも変わらずに存在する，ふたりの関係の良い点に気づけるでしょう。関係の始まりを振り返り，現在のふたりの違いをもっと肯定的に捉えれば，相手との親密さを強めることができます。

出逢った頃，自分に対する相手の接し方に惹きつけられるようになったという場合もあります。ひとつには，当初，相手が特に話をよく聞いてくれたからでしょう。これは関係が発展する際に言えることが多いのですが，アスペルガー症候群があっても，一途に激しく集中する傾向によって，注意深く話を聞く姿勢が強化されることがあります。相手はあなたのことなら何でも知りたくて，必要以上に耳を傾けるのかもしれません。

あなたが相手と知り合った頃は，アスペルガーの症状は希薄で見分けにくかった可能性があります。パートナーには，とても良い印象を与える多くの特質があるのかもしれません。そのために，あなたのように，やりとりが定型発達者のカップルとは違うらしいと気づくのに時間がかかることが多いのです。

ともすると，当初惹かれた相手の行動や態度そのものに，最終的には嫌気がさすことがあります。関係の始まりの頃は，相手が歴史に詳しかったり，驚く

ほど記憶力がよくて物事をそらんじたりできることが，魅力的に思えたかもしれません。おそらくあなたは，物静かながらも強い相手の存在感によって恋に落ちたのでしょう。時間が経つにつれ，パーティーに行くたびに南北戦争について聞かされるのにうんざりしたり，もっと気持ちを表現してくれたらいいのに，と思ったりするようになることもあります。魅力的で才気あふれた，愛嬌のあるパートナーは，今では失礼で冷たく見えるか，ひいき目に見てもバカ正直といったところでしょうか。

恋に落ちる

　相手に惹かれる理由は人によって異なり，上手くいかなくなったときに関係を続ける理由も様々です。アスペルガー症候群の人はどちらかというと現実的で論理的ですが，定型発達者の場合，恋に落ちる理由はもっと感情を基にしたものでしょう。あなたはパートナーについて考えるとき，相手が自分をどのような気持ちにさせてくれるかに焦点を合わせますか？　それとも相手についてどう思うかに焦点を合わせるでしょうか？　アスペルガーがない人は通常，感情に焦点を合わせますが，アスペルガーのパートナーは，関係についてもっと現実的で合理的に考える傾向があります。

感情を基にして惹かれる

　アスペルガーの男女は，容姿が良くて才気あふれ，高学歴で立派なキャリアのあることがよくあります。物静かで意志が強そうに見えるアスペルガーの男性は，優しく気遣ってくれそうに思えます。そうした男性は通常，感性の鋭い知的な男性を好む女性を惹きつけます。典型的なアスペルガーの男性は，マッチョな印象を与えません。彼のパートナーはたまに見捨てられるように感じることがあるかもしれませんが，賭け事やお酒や女性が問題の種となることはほとんどないでしょう。アスペルガーの女性は，芯が強くて自立しているように見えることがあります。そうした女性に惹かれる男性は，彼女について「手がかからない」とか，ほかの女性ほど感情面で多くを求めてこないなどと思っているかもしれません。

あなたは初めて相手に出逢ったとき，たぶん知性や誠実さに魅了されたのでしょう。相手はとても聞き上手で頼りになり，モラルや正義感が強いかもしれません。そうした性質は，ほかのアスペルガーの長所と相まって，感情を基にして惹かれる強い根拠となります。けれども，定型発達者が恋に落ちたと思うのは，相手がどのように感じさせてくれるか，また，相手が自分のことをどう思っているかに主に関係しているようです。

　自閉症やアスペルガー症候群の分野での業績で知られるオーストラリア在住の心理学者，トニー・アトウッドは，自閉症スペクトラムに該当する人のパートナーは，共感力の連続体上で自閉症のあるパートナーとは対極に位置する場合が多いことに注目しています。アトウッドはそうした定型発達者について，「直感力に長けている」と言っていますが，それは他者の見解を理解し，共感する能力が非常に優れているためです（Attwood, 2007b）。アスペルガーの人は仕事や特に興味のある分野では有能でも，人づきあいでは傷つきやすく，世間知らずなことがあります。アスペルガーのある相手を愛する多くの人が，理解して思いやりをもつとともに，人づきあいの手引きもしています。ここであなたの強みが，相手が他者との関係の社会的な面や感情面で成長して発達するのに役立つ可能性があるのです。

現実的な事柄や理屈を基にして惹かれる

　アスペルガー症候群の人は，社交能力に長けた人が自分には必要だと気づいて，自分の「片割れ」になれるパートナーを求めることがあります。彼らが定型発達の相手に惹かれるのは，自分自身の社交上の難点を埋め合わせてくれるからかもしれません。アスペルガーの人は，関心の対象が似ていながら，自分の弱点を補ってくれるだけの十分な違いがある相手を求める場合があります。

　アスペルガーの男性はアスペルガーのないパートナーと関係をもつことが多いのに対し，アスペルガーの女性は同じくアスペルガーのある相手と一緒になることが多いとアトウッドは言います（Attwood, 2007a）。アスペルガーの男性は，人づきあいや段取りの際に自分の弱点を補ってくれる相手を求め，共感尺度の対極にいる相手を選ぶ傾向があります（Baron-Cohen, 2003）。アスペルガーの女性は多くの場合，どちらかといえば，求めるものやライフスタイルの選択に関して類似点の多い相手を選びます（Attwood, 2007a）。

どちらにしても，アスペルガーの人にとって恋愛とは，自分がどう感じるかに基づくものではなさそうです。どちらかというと，恋に落ちるのは，その相手と上手くいくと思う理由や，相手に特別な素晴らしい特質があると思う理由に基づくのかもしれません。あなたのパートナーはたぶん，あなたのそばにいるのが心地良いのだと思います。そうでなければ一緒にいることは選ばなかったでしょう。けれども，それを惹かれる理由に挙げることはあまりありません。パートナーは，思想家のハリール・ジブラーン（Gibran, 1972, 15）の言う「一緒にいるときの距離」をつくることの方が得意でしょう。この距離は，個人の成長と自立にはとても重要です。

過去の人間関係の影響

「歴史は繰り返す」という格言を聞いたことがあると思いますが，これは人間関係の歴史にも同じように当てはまります。最初の最も重要な関係は自分が生まれた家庭で起こり，その関係は何らかの形で将来のあらゆる人間関係に影響する可能性があるのです。自分の人間関係をよく考えてみると，昔から繰り返されるパターン，あるいは，繰り返さなくても，避けてきたパターンが何かしら見つかるでしょう。過去の経験があなたやあなたの人間関係を形づくる上でひと役買っているのです。過去の影響に気づけば，もっと意識的に選択でき，自分や自分の人間関係に対する過去のネガティブな影響を最小限に抑えられます。

● 子どもの頃の家族との関係

あなたの過去の人間関係の歴史が，アスペルガーのある人に惹かれる一因となっている場合があります。アスペルガーのパートナーとの現在の関係における特定のパターンには，育った家庭での人間関係と似たような特徴があるかもしれません。そうでなければ，正反対の特徴が見られることもあります。アスペルガーのある強い女性に惹かれるのは，自分の母親が気弱で依存心が強かったためかもしれません。父親にマッチョな行動がよく見られた場合は，アスペルガー男性の優しさに惹かれることがあります。片方の親にアスペルガーがある場合や，何らかの形で感情面を満たしてくれなかった場合，同じように感情面を満たしてくれない相手に惹かれるかもしれません。子どもの頃の家族との

関係が，あなたの現在の人間関係における経験に影響している可能性があるのです。

　生家では，人間関係で何を期待できるかについて，最も重要な最初のモデルが得られます。あなたは特定の行動を好むことに気づいていないかもしれませんが，それは，あなたを愛してくれた大切な人たちのあなたへの接し方に根差す愛情と関連していることがあります。何か違うものを求めても，心の奥底では，愛情と関連づけられた特定の行動が「普通」だと感じるかもしれません。パートナーを選んだ無意識の理由を探る際に，その関係に留まって折り合いをつけることもできれば，別のパートナーを意識的に選ぶこともできます。それは，もっと感情面で満足のいく関係に向かって進む上で，思い込みに疑問を投げかけ，自分自身やパートナーシップについての新たな期待を生み出す助けとなるのです。

　関係の育ち方は様々です。自分たちの関係がどのように育ってきたかを考えると，自分が相手に惹かれた理由を理解する手がかりとなり，ふたりの関係の強みが浮き彫りになって，ポジティブな変化を起こすために活用できます。ときには，ふたりの人間が初めて出逢ったときに瞬時に「一目惚れ」し，人生をともに歩みたいと思える相手に出逢ったのだとお互いに「わかる」こともあります。また，相性がいいと感じても，長期的な関係に踏み出す前にお互いを知るのに時間が必要な場合もあるでしょう。どんな出逢い方でも，過去の人間関係が現在の関係での態度や行動に影響することはよくあります。

一目惚れ

　出逢ったとたんに恋に落ちる一目惚れはたいてい，見た目に強く惹かれるか，心理学で「投影」と呼ばれる現象が生じるかのどちらかによって起こります。長期的な関係の多くはそのようにして始まり，幼少時にいた誰かのように自分に接してくれる人を探すといった，無意識の欲求に突き動かされることがよくあります。

　見た目の魅力はパートナーを選ぶ際に重要な点となります。ほとんどの人が，ある程度の身体的な魅力を将来のパートナーに求めます。見た目の魅力は，相手を深く知るにつれ，双方向的に強まることがあります。アスペルガーのある男性と結婚した女性が三度目となる現在の結婚について語ってくれたところに

よると，彼女はわざわざ見た目のいい人を探したそうです。その理由は，「少なくとも，ケンカになったときに，また愛する努力をしようという動機になるから」ということでした。

　投影が起こるのは，自らの経験に基づいて，他者がどう思ったり感じたりするかわかっていると思い込んでいるときです。投影を行うとき，相手についての思い込みや信じ込みは，相手とはまったく何の関係がないこともあります。思い込みが正しいと判明することもあれば，間違っていることもあるでしょう。それにもかかわらず，その憶測は事実のように感じられるのです。物静かなアスペルガーの人の印象は受け手によって違います。たとえば，インテリ，鈍い，恥ずかしがり屋，横柄，気配り上手，注意散漫，聞き上手，冷たい，思慮深い，思いやりがないなど，同一人物に対して，人は様々な投影を行います。

　見た目に強く惹かれる色欲の段階，または投影の段階で，相手のことをわかっていると思い込み，あっという間に愛を感じて一緒に暮らし始めるカップルがいます。そうした状況では，相手の実像ではなく，自分が思い込んでいる相手のイメージに恋していることがあります。これは，アスペルガーのある相手との関係が破局に至る人によくみられます。おそらく，事実ではなく，自分が望むものや相手が自分に与えてくれるべきだと思っていることに基づいて，相手に対する信じ込みや期待をするのでしょう。その場合は，希望や夢を抱かせた思い込みがなかったかここで振り返り，現在の関係の実状と照らし合わせて現実的に折り合いをつけるよう試みることが必要です。この本を通じて，そのお手伝いができればと思います。

　あなたやパートナーが，やがては勢いのなくなる欲情や，誤った相手のイメージに基づいてお互いを選んだのだとしたら，お互いが一緒にいたいと願えば，今からでももっと成熟した愛を育てられるとわかって勇気を出すことができます。関係の初めには，相手のアスペルガー症候群について重要な情報を手にしていなかったかもしれませんが，多くのカップルがこの段階を切り抜けて深く結ばれています。あなたは今，相手について理解を深めているところです。相手に対する期待や非現実的な考えを変える必要があるかもしれませんが，それでも相手を愛することはできます。最初は失望しても，愛を通じて，求めるものを少し変えて相手の本当の姿を愛することができるのです。

恋に落ちた理由

　ではここで，ふたりの関係の本質に立ち返り，あなたが惹かれた相手の特徴，それが現在のふたりの関係にもたらしているもの，そして，あなたが変える必要のあることについて考えてみましょう。ワークの例「私が恋に落ちた理由」では，このワークの記入方法の見本を示しています。このワークでは，最初にパートナーを選んだ理由，ふたりの関係についての当初の重要な考えや気持ち，現在変えたいと思っていることをまとめます。

1．3つの列を作って，見出しを「惹かれたきっかけ」「私が思ったこと，感じたこと」「今でもそうなっているか」とします。

2．1列目に，あなたを最初に惹きつけた相手の特徴を書き出します。あなたが惹かれた特質と，なぜそれがそれほど愛情のように感じられたのかを考えてください。それは相手の見た目や微笑みやしぐさに関することでしょうか？　あなたが楽しんだ状況や相手の愛すべき特徴について考えてみましょう。

3．相手のそうした特定の面がなぜあなたにとって重要だったのかを時間をかけてじっくり考えます。何かそれに関して思い浮かんだことがあれば，2列目に書いてください。あなたが求めていたどんなニーズを相手が満たしてくれたのか考えてみましょう。

4．今度は，ふたりの関係でのあなたの現在の気持ちについて考えます。3列目に，最初に惹かれた側面に今でも惹かれるかどうか，あるいは，変化が必要かどうかについて書いてください。次の章で，その変化を起こすための手始めとして目標を設定します。

5．パートナーにこのワークをやってもらい，ふたりで話し合います。相手があなたの何を魅力的だと思ったのかを知れば，どのようにして現在の関係になったのか，そして，相手の心の底にある期待の一部について理解が深まるかもしれません。そうしたことを理解すれば，不満や恨みを乗り越えて，相手と深い絆を築けるようになります。

こうして探っていくと，一緒に取り組まないことをパートナーが選んだとして
も，もっと充実した意識的な関係に向けて，あなた自身が取り組むのに役立つで
しょう。パートナーの回答があってもなくても，基盤となる「懐かしいあの頃」，
つまり，ふたりの関係の本質を思い出す助けとなります。自分自身の回答から，
自分の最初の選択が明らかになり，アスペルガー症候群の長所と問題点の両方
がある人と一緒になった理由がもっとよく理解できるようになるでしょう。

ワーク4.1の例

私が恋に落ちた理由

惹かれたきっかけ	私が思ったこと， 感じたこと	今でも そうなっているか
一目惚れだった。 すぐに意気投合した。	彼の考えていることは何でもわかると思った。彼を見ていると，大好きないとこを思い出した。	私たちは今でもいろいろと気が合うけれど，もっと親密な会話がしたい。彼はそれが苦手。
ルックスに惹かれた。彼は背が高く，黒髪でイケメン。	誰でもこんなふうにかっこいい彼を欲しがるだろうな。	ルックスのすごくいい相手に惹かれて多くを見て見ぬふりしたけれど，今それを見ることが必要。
共通の興味があった。図書館の書庫で一緒に働いていて，仕事に対する考え方が似ていた。	歴史や本についてこんなに優秀な人と話せるのが嬉しかった。ソウルメイトを見つけたと思った。	それは彼の特に興味のあることだとわかった。話し出すと止まらないので，話題にしたくなくなる。
彼ならではの性格的特性：彼は話し方が穏やかで面白く，親切。	彼は私が知っているほとんどの男性とまったく違う。	彼は優しくて誠実な紳士。私は彼のそんなところが大好き。
特殊なスキル：彼は家で役に立ち，投資が得意で，子どもたちと楽しく遊んでくれる。	こうした特性は理想的なパートナーに求めることのリストには欠かせない。	彼は私たちの家庭や関係に役立つ良いことをたくさんやってくれる。

懐かしいあの頃

　懐かしい昔の日々を思い出せば，ポジティブな希望や感情に再び触れることができます。あなたがパートナーをどのように選んだかは，あなた自身やふたりの関係がどのようにして現在のようになったのかについて何かを教えてくれます。また，もっと幸せで満足できるようになるための解決策の一部も見出せます。ふたりの関係が現在のようになってしまった理由に気づきながらも，それは何らかの方法で変えられるということを忘れないでください。お見合い結婚した夫婦は，お互いに選んだわけでもなく，最初は共通点もほとんどありませんが，それでもやがては絆の強い，愛情ある関係を築き上げます（Epstein, 2010）。理由はどうあれ，あなたは自分で相手を選んだのですから，同じように強い絆で結ばれた愛ある関係をもてるのです。

ワーク4.2
ラブストーリーを書く

　このワークの目的は，当初のロマンスとポジティブな想いに立ち返り，そもそもどうして相手と一緒になりたいと思ったのかを振り返ることです。

1. ここで15分ほど時間を取って，ふたりの関係がどのように始まったかについて書き，その物語の愛情に満ちた部分を思い出します。書きたくなければ，静かな場所を見つけてラブストーリーに焦点を合わせ，質問の答えを自らの内に探してください。どちらのやり方でも，4つ目のステップでは書き出し，書いたものを後から見られるようにします。ワーク4.3でラブストーリーを完結します。
2. 「昔々……」で文章を始め，三人称で書きます。つまり，他人の話のように自分のストーリーを書いてください。
3. 次の質問に答えてください。どのように知り合ったのですか？　相手について，最初どんなふうに感じましたか？　つきあい始めたときに

相手について好きだったことを3つ以上挙げてください。

4. ストーリーをポジティブな箇所で終えます。一緒に暮らしているなら，暮らし始めたところでストーリーを終わりにします。一緒に暮らしていない場合は，関係のピークで終わりにします。「ふたりはそれから幸せに暮らしました」やネガティブな調子で終わらせないようにしてください。

ときには，一緒に暮らし始めて深い関係にどっぷり浸かってから相手のことを本当に知ることがあります。細心の注意を払わなければ，関係は失望につながりかねません。おそらく，相手とあなたの神経学的な違いから失望が生じたのでしょう。当初のふたりの関係のスムーズで愛情に満ちた部分を思い出すことは，どれほど相手を愛しているか，そして，相手との関係に取り組み続けることになぜ価値があるのかを知るのに役立ちます。

___

振り子が揺れるとき

たぶんあなたは生まれつき面倒見がよく，共感力があるのだと思います。何年にもわたって相手をよく理解し，我慢してきたのに，ほとんど，あるいはまったく感謝されていないように感じるのではないでしょうか。ふたりの間の気配りや日常の務めのほとんどは，あなたがひとりで行っているのかもしれません。あなたは相手のニーズや観点をどちらかというと理解していますが，相手は自然にはそれに報いようとしてくれません。要は，そのことがあなたのポジティブな想いを腐らせ，積もった恨みで曇らせてしまった可能性があるのです。現時点でのあなたたちの関係がどのようなものであれ，あなたのラブストーリーについて，未来のポジティブな結末を考えてみてください。

ワーク4.3

ラブストーリーを完結する

　あなたが望む方法でラブストーリーを完結してください。次の章では，ふたりの関係について，あなたの夢を使って現実的な目標を立てます。

　あなたのラブストーリーの最終段落を書いてください。彼ら（あなたとパートナー）が暮らし始めてから，あるいは関係が育つにつれ，どうなるのが理想ですか？　ふたりの間に何でも起こせるとしたら，登場人物（あなたとパートナー）にその後ずっと幸せに暮らしてもらうには，何が起こってほしいですか？

　成熟した関係には必ずしも愛やロマンスがないというわけではありません。関係を育む上で，あなたにも相手にも役割があったのですから，それぞれが幸せで満足できるように関係を改善する上でも，どちらにも役割があるのです。自分のラブストーリーを思い出して問題の核心に立ち返ることで，相手と一緒になった理由に気づき，あなたを愛につなぎとめることのできる，ふたりの関係の特徴が浮き彫りになります。

重要なポイント

　私たちは，多くの個人的資質や必要性や欲求に基づいて，パートナーになる可能性のある相手に惹かれます。あなたは思いやりに溢れ，愛情のエネルギーを注げる方法を探しているのかもしれません。また，相手やふたりの関係について知らず知らずのうちに思い込みをしていることもよくあります。昔，親に言われたことや，未解決の問題にいまだに反応している可能性もあります。そうした理由から，気がつけばアスペルガー症候群のある相手と関係をもっているのです。

　初めは相手の気を惹こうとしていたのが，より成熟した関係へと変わっていきます。当初あなたが惹かれたものによって，最終的には相手との暮らしが難しくなることもあります。たとえば，物静かな態度に惹かれたとしても，今では相手がパーティーであまりしゃべらないことに困っている場合もあります。

同じように，かつては相手の強い意見に尊敬の念を抱いていたのに，今では不適切な状況で発言するので恥ずかしく思っているかもしれません。

　アスペルガーのある相手と関係をもった理由を理解するのは，起こり得る恨みつらみをある程度相殺するのにも役立ちます。次の章では，現実的な目標を立てて，夢に描いた方向へと関係を進めていくことに焦点を合わせます。

第**5**章

ニーズを満たす

愛は，互いに見つめ合うときに存在するのではない。外に向
かってともに同じ方向を見るときにあるのだ。
　　　　　　　　——アントワーヌ・ド・サン＝テグジュペリ

　あなたのラブストーリーの結末は，あなたのニーズを満たすための状況を示
しています。理想に向かって取り組めば，あなたも相手も幸福感や満足感が高
まります。あなたは自分の夢を現実的でないと思っているかもしれませんし，
今の時点ではそうかもしれません。けれども，その夢を長期的な目標にして具
体的なステップに細分化することで，大きな目標，つまり，ふたりの関係につ
いての夢に向かって少しずつ取り組んでいけるのです。

　この章では，ニーズを理解して，それを満たす目標を立てることに焦点を合
わせます。あなたとアスペルガーのある相手にとっては，変化は少しずつでな
ければなりません。どの問題やニーズが急を要するか判断し，それを優先事項
にしてください。リストの項目を一度にひとつずつ進め，各問題や関係全体を
改善していきます。

あなたが必要なものと
それを手に入れる方法

　私たちは誰にでもニーズがあります。アスペルガー症候群の人のニーズと，そうでない人のニーズは大きく異なる場合があり，ときには正反対なこともあります。次の表は，パートナーシップのニーズで一般的なものを一覧にしています。この表では，アスペルガーの有無に応じて3列に分けていますが，実際には，完全に明確なわけではありません。アスペルガーの人に1列目のニーズ（承認や情熱のニーズなど）がある場合もあれば，アスペルガーのない人にアスペルガーの列にあるニーズ（静かな環境や物事のコントロールのニーズ）があることもあります。この表のニーズはアスペルガーの有無でよく見られる違いによって分類してありますが，人はそれぞれ違うので，杓子定規な固定観念にとらわれないようにしましょう。

表5.1　よくあるパートナーシップのニーズ

アスペルガーのない人に よく見られるニーズ	両者に よく見られるニーズ	アスペルガーのある人に よく見られるニーズ
冒険	感謝	静かな環境
承認	正当な評価	確実性
必要とされること	話を聞いてもらえること	一貫性
気づいてもらえること	関心	物事のコントロール
関わり合い	励まし	ストレートに頼まれること
褒められること	大切だと感じること	情報
つながり／親密さ	正直さ	論理的な説明
ワクワク感	あるがままの自分を愛してもらえること	実際的なこと
外出	誠実さ	予想がつくこと

アスペルガーのない人に よく見られるニーズ	両者に よく見られるニーズ	アスペルガーのある人に よく見られるニーズ
家事をもっと手伝ってもらえること	物事の取りまとめ	準備
情熱	守られていること	時間に正確なこと
元気づけ	敬意	平穏
自発性	安全	決まりきった手順
サプライズ	保証	ひとりになること
一緒にいる時間	支え	具体的な指示
触れ合い	信頼	安定性
言葉による愛情表現	理解	体系化
変化に富むこと	成し遂げたことへの評価	特別な関心事のための時間

　この表のニーズには，妥協できないものもあるかもしれません。関わり合いや誠実さといったあなたのニーズや，ある程度の時間ひとりになれることや平穏といった相手のニーズなどです。その他のニーズには歩み寄りが可能なものもあります。あなたのサプライズのニーズや，相手の物事のコントロールのニーズなどです。どのニーズが絶対に欠かせず，どのニーズが妥協できるかは，人によって異なります。

ニーズを特定する

　ニーズを満たすための最初のステップは，ニーズを特定してそれが何であるか知り，ニーズが満たされるようにはっきりと求めることです。

不可欠なことをはっきりさせる

　このワークでは，ニーズを絞って，それをふたりの関係で満たせるようにします。

1. 現在の関係で自分に当てはまるニーズを10個以上書き出します。表5.1の3列のリストすべてに目を通し，相手からの愛情をより強く感じさせてくれるものを見つけてください。自分のニーズをもっと的確に表せるのなら，リストに載っていないものを使用してもかまいません。
2. それぞれのニーズを比較して優先順位を決めます。最も重要なニーズがリストのいちばん上にくるようにして，優先度の高い順にリストを書き直します。

　このワークはパートナーと一緒に行うこともできます。その場合は，共通するニーズを5つ以上特定してから，異なるニーズを特定していきます。このワークを行って相手のニーズを特定すれば，自分のニーズと相手のニーズをすり合わせて，お互いに愛され，大切にされていると感じられるようにもなるでしょう。このワークをひとりでやらざるを得ない場合は，相手についての知識を活かして相手のニーズを考慮に入れてください。ふたりの関係に重要な変化を起こす段階に入るときに，この貴重な情報が役立つでしょう。

自分のニーズを満たす

　私たちにはそれぞれ，自分のニーズが満たされるようにする責任があります。あなたのパートナーは，自分があなたのニーズを満たしていないことをわかっていないかもしれません。同様に，あなたも相手のニーズを満たしていると思っているかもしれませんが，それは確かでしょうか？　ニーズが満たされないことが基になって，あらさがし，苛立ち，意見の不一致が起こることはよくあります。ふたりの間にそうしたことが頻繁に起こるようなら，お互いのニーズを満たすことに焦点を合わせて，前向きにストレートな話し合いをするといいで

しょう。

●役に立つ戦略

　自分の求めていることをはっきり具体的にパートナーに伝えるのは，それを相手から得る上で重要なステップです。アスペルガーのない人の多くは，アスペルガーのパートナーは何を求められているかわかっているのにやってくれないと思い込んでいます。そうでなければ，あなたが重い買い物袋を運ぶのをただ見ていたり，あなたが具合の悪いときでも夕飯の支度をするのを待っていたりするはずがないからです。けれども，相手はあなたのニーズが直観的にわからないだけかもしれないのです。

　次のように頼むとしましょう。「今から2，3時間出かけてくるから，庭仕事をやっておいてくれる？」現在の状況で「庭仕事」が落ち葉をゴミ袋に入れることを意味するのはあなたには明らかかもしれません。今は10月で，落ち葉が庭を覆いつくしています。今週の金曜日が落ち葉のゴミ出しの日であることはカレンダーにも書いてあります。けれども，もっと具体的な情報を与えなければ，アスペルガーのある相手は，ぼうぼうになった雑草を刈ることに半日を費やしかねないのです。次のように言った方が効果的でしょう。「落ち葉を集めてゴミ袋に入れて，表の角のところに置いといてくれる？　金曜がゴミの日だから」。具体的でストレートに伝えることが多くの状況で役立ち，恨みを積もらせるのを防ぎます。

　あなたのニーズを相手が正確にわかるように伝えることがポイントです。また，どうしてそれをする必要があるのかを理屈でわからせる必要もあります。あなたがそれで喜ぶというだけで十分な理由となることもあります。けれども，誰かを喜ばせるためにどんなことでも絶対にやるという人は多くありません。頼まれたことに意味がないように思えるときは，特にそうです。

　時間を取って，あなたの頭痛の種のひとつについて，パートナーと話し合ってください。そうでなければ，買い物袋を運ぶのを手伝ってほしいというように，してほしいことを具体的に頼みましょう。次のように，できるだけ具体的でストレートに頼むことです。「車のトランクにほかにも袋があるから，台所に持っていってくれない？」それに対して，「座ってないで手伝ってくれたらどう？」という言い方はどうでしょうか。後者は，ニーズを表現する方法として

具体的ではありません。パートナーは立ち上がって何をしたらいちばん助けになるか見つけ出そうとするかもしれません。たぶん，あなたのためにドアを押さえたり，猫が外に出ないように抱き上げたりするでしょう。相手は誠意をもって役に立とうとしているのに，あなたの怒りを買うこともあるのです。

　具体的に言うことがとても重要です。これに関して，ナンシーがよくある愚痴をこぼしました。彼女はパートナーの誕生日に盛大に祝います。そして，自分の誕生日が近づくと，何か特別なことを期待します。けれども，相手が全然特別な努力をしてくれないので，毎年，誕生日にがっかりするのです。私とのセッションでナンシーは，自分が怒ると口数がひどく少なくなって，その夜は彼を避けるので，自分が怒っていることは相手にはわかるはずだ，と言っていました。彼女曰く，「私が求めているものをわかっているのに，彼はやろうとしない」とのことでした。私は，少なくとも1週間前に，いつどこの店の予約をしたらいいか，そして，誕生日にしてほしいことを正確に相手に伝えたらどうかと提案しましたが，ナンシーは受け入れませんでした。最近になってようやく試してみたところ，これまでで最高の誕生日になったそうです。彼との関係が始まってから7年目のことでした。

　おそらくあなたは，自分の求めているものをパートナーに具体的に言ったことがないか，何度も言った挙句に疲れ果ててしまっているのだと思います。今度は，違ったやり方を試してみてください。論理的に伝え，感情的になりすぎないようにしましょう。言いたいことははっきりと，切実に，具体的に伝えることです。一度に伝えるニーズはひとつだけにして，それぞれにじっくりと取り組んでください。このことは，ふたりの関係が続く間，ずっと必要になるでしょう。相手があなたの求めていることをすでにわかっていて理解しているという思い込みが，多くの誤解を招くのです。

目標の重要性

　自分の求めているものを明確にし，それを自分自身とパートナーに対してはっきりさせたら，それが満たされるようにするために，もっと集中して取り組むことが必要となる場合があります。そのためには，目標を設定すると，自分が

最終的にどうなりたいのかに気づき，その方向に一歩踏み出すのに役立ちます。あなたの考えやビジョンはパートナーのものとどこが違うのか，また，どこが共通するのかがはっきりすれば，ふたりの関係と取り組むべき課題が明らかになります。目標や夢を分かち合うことで，将来のビジョンを分かち合う際に相手との絆が深まるでしょう。

　目標を立てるにあたって，何から始めるか決めるのは難しいかもしれませんが，差し当たっては焦点を絞ることが大切です。ひとつの目標に立ち返ってそれにもっと取り組むのはいつでもできますが，一度にすべてのことには取り組めません。どんなことに取り組んでも，ふたりの関係全体が変わり始め，ひとつの問題だけではなく，もっと多くのことに波及するでしょう。できるだけ多くの目標を書き出し，それに優先順位をつけたら，最初にいくつか簡単そうなものから始めてください。この章のワークでは目標の立て方を紹介していますが，始める前に留意点がいくつかあります。

妥協点を見いだす

　パートナーにアスペルガー症候群がある場合，目標に取り組むために最も重要なパートナーシップのスキルのひとつは，あなたが歩み寄れるかどうかによります。これには，かなりの根気や妥協や創造性が必要です。パートナーシップにおけるベストな歩み寄りでは，お互いに得られるものがあります。あなたたちは同じチームに属しているのですから，片方が負ければ，それはチーム自体が負けたということになるのです。ふたりの関係のために妥協が必要なニーズが一部あったとしても，勝利するには，お互いのニーズが満たされることが必要です。特に，アスペルガー症候群によってふたりの間の変化や妥協が困難をもたらす場合には，両者が満足する妥協点を見つけるのは大変だとわかることもあります。今歩み寄ればその苦労は報われ，もっと満足のいく関係を築いていけるでしょう。お互いに満足する状況にできそうもない場合は，成り行きを判断するのに1から10までのスケールを用いると役立つかもしれません。

表5.2　1から10までのスケール

10	何よりも重要
9	極めて重要
8	とても重要
7	ある程度重要
6	やや重要
5	重要だが保留
4	それほど重要ではない
3	あまり気にしない
2	気にしない
1	まったくどうでもいい

　この考え方は自然とわかるようになるところがあって，ふたりの関係の様々な状況で活用できます。基本としては，何かについて意見が合わない場合，それについて各自が1から10の点数をつけます。1点は，その問題について意見はあるけれども，思う通りにならなくてもまったくかまわない場合です。10点は，その問題が自分にとって何よりも重要だということです。ふたりの間で意見が食い違う場合，その考えや状況に対して点数をつけ，その問題を最も重要だとみなしているパートナーを大きく「勝たせる」こともできます。

●現実C：ふたりの関係の現実

　長期にわたる親密な関係では，あなたの現実（現実A）とパートナーの現実（現実B）は，最終的に調和して新しい現実（現実C）がつくられます。アスペルガーのある人をパートナーにもつと，相手との暮らしが長くなりすぎて，自分自身をあきらめ，あまりに多くの「アスペルガー的なやり方」をせざるを得なくなった，と不平を漏らすことがあります。一方で，アスペルガーの人は多くの場合，何をするにも定型発達者の基準に合わせなくてはならないかのように感じるようになります。相手はアスペルガーの性質があるために妥協できないことがあるので，あなたは相手の怒りや引きこもりを避けようとして，さらに譲歩するかもしれません。全体的に見て，お互いに歩み寄ることが必要です。

歩み寄りは等しくはならないかもしれませんが，自分自身の現実を完全に明け渡して他人の人生に一途に生きるようなことはあってはなりません。

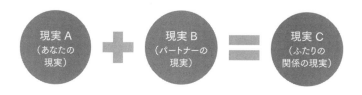

夢を目標に変える

　何事も始まりは夢です。目標と夢の違いは，夢は通常，あまりに理想的で実現するには高望みのように思えるので，それに向けて行動しないことが多いという点です。目標は，実現するために自分で行動を起こす必要があります。あなたの目標は最初，ニーズや希望を基にして，広範囲に及ぶかもしれません。それは，基本的に理想や夢の現れだからです。そうであれば，実現に向けて行動を起こせるように，それを達成可能な小さい目標に分ければいいのです。どれほどゆっくりであっても，目標に向かってあなたが行動する限り，ふたりの関係は前進します。

●夢からスタートする

　多くの人は，夢が実現することを想像できずにいます。彼らはよく次のように言います。「私たちの関係が変わるには相手が別人になるしかないんだから，夢なんか見たって無駄じゃない」。実際のところは，あなたたちの問題はどちらか一方だけが原因なのではありません。両者によるものなのです。関係を変えるには，ふたりとも別人にならなくてはならないでしょう。

　あなたは関係の中に生きているため，あなたの中の変化は相手にも影響することを忘れないでください。相手が変わらないように見えるのに前に進み続けるには，忍耐や根気がいります。ゆくゆくは，あなたの変化は相手にポジティブで望ましい変化を生み出すことができるでしょう。

　あなたとパートナーは，いくつかのごく基本的な点でお互いのニーズを満たせていなかったのかもしれません。あなたは変われるのだから，あなたたちの

関係も変わります。けれども，現実的になりましょう。初めはゆっくりと，あなたの夢はやがて，実行可能なスモールステップに分かれた大きな目標へと変わります。変化は小さくても，時が経てば違いが出ます。ふたりの関係にもっと満足し，調和して未来を迎える方法をあなたは見つけられるのです。夢を活用して，目標を立てて前進し続けてください。

●個人の目標とふたりの目標

　パートナーシップの目標には，ふたりの関係におけるあなた自身の行動についての個人的な目標や，自身の行動についての相手の目標，そして，ふたりで取り組む共通の目標があります。相手が全面的に参加して同意しない限り，相手が取り組む目標をあなたが設定することはできません。

　大まかに2つのタイプの目標，つまり，あなた個人の目標とふたりの目標を立てると，ふたりの間のニーズを満たすのに役立ちます。「相手にあまり怒鳴らないようにする」というのは，個人的な目標です。あなたはひとりで個人的な目標に取り組み，それを達成する責任を果たします。個人的な目標は通常，自分の態度や価値観や行動のチェックなどです。パートナーが同意して参加すれば，パートナーシップの目標にも取り組めます。「激しい口論をもっと実りのあるものにするために，怒ったときの決まり事をつくる」はふたりの目標です。目標を達成するには，ふたりが一緒に取り組まなければなりません。

　ふたりの目標に一緒に取り組むことに相手が納得してくれない場合，当面，あなたは自分の個人的な目標を立てて取り組むことに専念してください。自分のニーズの一部が満たされるようにするには，筋道立てて主張するのもいいでしょう。理屈が通用しない場合は，もっと慎重に闘えばいいのです。たとえば，外出前に相手が髪をとかすかどうかと，相手が誠実で頼りになるかどうかの重要性を比べてください。近所を歩いているときに近所の人の前でだらしない恰好をしているのと，相手がボサボサ頭であなたの職場に来るのとでは，同じように感じるでしょうか？　妥協すれば，そういった問題を越えて関係を前に進め，最も重要なことに焦点を合わせられます。相手が興味をもたない場合や，もっと充実した関係に向けて目標を設定して取り組むことをしたがらない場合は，関係を考え直すこともできますが，これについては第12章でお話しします。今はまだ，ニーズを満たすために，あなたは自分の個人的な目標に取り組むこ

とで前進できるのです。

　現時点では，相手にはっきり具体的に伝えた後でも満たされずにいるニーズに焦点を合わせます。その領域に立ち往生した状態から抜け出すため，ふたりの関係や，求めているものを得るために自分ができることについて，独創的に考えてください。相手にはアスペルガーの特徴がいくつかあるかもしれませんが，その独特な性質があっても，親密さを深めるために取り組めることはあるのです。ゆっくりと，思いやりをもって，相手に過度のストレスがかからないようにしながらも，根気強く進んでください。この本では，目標の設定や再設定を行って，ふたりの関係の問題のある領域に取り組み，ニーズの多くを満たせるようにする機会を提供しています。では，ニーズを細分化して，短期間で達成できる具体的で実行可能な目標にする方法を詳しく見ていきましょう。

　個人的な目標：個人的な目標に焦点を合わせるときには，自分のニーズを考えて，それを満たすために，自分の考えや行動を変える方法を探してください。特定のニーズを満たすことにつながるような，今すぐできる行動について考えましょう。また，あなたが原因だと相手が考えている問題について，相手の意見に配慮するのも役立ちます。そうすれば，あなたやあなたのニーズだけが問題になっているのではないと相手にわかってもらえるので，あなた自身のニーズを満たせる可能性が高まるでしょう。

　相手にもっと関わってもらうことや相手が受け入れやすいようにもっと協力的なやり方で自分の考えを伝えることを目標にするのもいいでしょう。これまで繰り返しアスペルガー症候群について見てきたように，あなたのパートナーはコミュニケーションが苦手な可能性があります。ふたりの間であなた自身はもっと上手に意思伝達できないでしょうか？　相手のコミュニケーションの問題を助けることやその問題についてもっと寛容になることをあなたの個人的な目標にできないでしょうか？　ふたりの間の効果的なコミュニケーションについては，第7章でお話しします。それも，取り組むべき領域やどんなタイプの目標が現実的かを知るのに役立つでしょう。

個人的な目標を立てる

　あなたの夢を，決して実現しない空想ではなく，取り組むことのできる目標として考えてください。ニーズを満たすためにすぐに取り組めるような，ふたりの関係でのあなた自身の短期的な目標を立てましょう。表5.3「夢を目標に変える」では，ふたりの関係についての自分の夢を，行動に移せる具体的な目標に変える例を挙げています。このワークを再度行って，ふたりの関係の目標を立てるのもいいでしょう。その場合は，3列目を「個人的な目標」ではなく「ふたりの目標」としてください。

1．ワーク5.1で優先順位をつけたニーズのリストを使って，あなたが望む関係の在り方を表している夢のリストを作ります。変える必要があると思う特定の状況を用いてもかまいません。それらの夢をおおざっぱな言葉で表してください。全般的で大まかな夢の例として，「ふたりの関係で，もっと楽しさやのびのびした感じが欲しい」などがあります。自分自身や相手の人間性を根本的に変えることが必要な夢は避けるようにしてください。「集まりのときにパートナーに中心になってほしい」よりも，「もっとつながりを感じたい」の方がいいでしょう。

2．1ページを3列に分けて，最初の列に自分の夢を書きます。列の見出しを「夢」「望むこと」「個人的な目標」としてください。「望むこと」の列に，夢のひとつひとつを，あなたを夢に向かって動き出させてくれるような，2つか3つの小さな変化に分けて書き出します。あなたがもうちょっと幸せに感じられるような，楽しみや自発的な行為にはどんなものがあるでしょうか？　望むことには，パートナーとの外出や毎週のメニューに新しい食品を加えることが入っていますか？　それを2列目に書き出してください。

3．望むことをそれぞれ，今日から取り組めるような，もっと具体的ないくつかの目標に分けます。あなたの夢がふたりの関係でもっと楽しさやのびのびした感じを得ることなのに，パートナーが外出にほとんど興味を示さないのなら，社交に関する大きな目標に向かって進む際に，

ペースをごくゆっくりしたものにする必要があります。まずは，あなたがひとりで友人たちと楽しむ機会をつくることから始めるのがいいでしょう。望む変化に一歩近づくために，あなた自身の考えや行動を変える方法を少なくとも1つ書いてください。

4．自分の目標をポジティブにはっきりと示して，評価できるようにします。「私の目標は外に出かけて，もっと多くのことをすることだ」では，それをどうやって行うのかが具体的になっていません。誰が，どのくらいの頻度で，いつやるのでしょう？　あなたは何をするのでしょう？　「月に1度，友人たちと出かける」なら，この目標を達成するためにあなたが行うべき行動が明確にわかります。また，「友人たちと出かけられないのは耐えられない」とするよりもポジティブに目標を述べています。月1回から始めて，ふたりの関係で対処できる程度に徐々に増やしながら，外出についての理想的な目標に近づけるようにしてください。

5．定期的に自分の目標を見直します。ふたりの間で現在の目標が当たり前になったら，その都度，新しい目標を立ててください。

表5.3　夢を目標に変える

夢	望むこと	個人的な目標
ふたりの間で，もっと身体の触れ合いが欲しい。	ハグ 手をつなぐ 寄り添って寝る	ハグや手をつなぐことを相手に強要しない。毎日1回，ハグしてくれるように頼む。
もっと頻繁に一緒に外出して人づきあいをしたい。	友人と出かける 友人を家に呼ぶ 招かれたら，ふたりでパーティーに行く	週に1回，彼女が楽しめる所へ誘う。少なくとも月1回は友人と出かける。
家事を手伝ってほしいし，分担をもっと平等にしたい。	手伝ってほしいこと：台所の掃除 掃除機がけ 洗濯	彼女の洗濯物の畳み方や食洗機への食器の入れ方にケチをつけない。

ふたりの関係であなたが望む変化に基づいて目標を設定してください。変化を起こすための個人的な行動と，変化をわかるようにする方法についてアイデアを出しましょう。

　ふたりの目標も，スモールステップに細分化することが必要です。具体的で評価できる現実的（達成可能）なものにして，期限を設定しましょう。あなたとパートナーのビジョンが似ていても，ふたりの関係についての夢を実現する計画を立てなければ，その夢が実現するのをいつまでも，いつまでも，ふたりして待っていることになりかねません。

　ふたりの目標：あなたとパートナーが実際に保てるペースで始めてください。もうあなたはアスペルガー症候群と相手について多くを知っているので，相手が変化が苦手なことや予測のつくことが必要だということを考慮に入れましょう。たとえば，気の向くままに何かをする計画を小さい具体的な目標に含めれば，ふたりの関係のその領域で，物事を始めて変化を生み出すのに役立つかもしれません。また，パートナーが特定の友人たちと過ごす時間が多いほど，彼らと一緒にいることをもっと気楽に感じられるようになるでしょう。そうすれば，近い将来，予定せずに夜に彼らを招いてみんなで楽しむこともできるかもしれません。ひとまずは，表5.3に挙げたような，ごく小さいステップから始めましょう。差し当たっては，お楽しみのための思いつきの行動は控えておくと，ふたりの関係がポジティブな方向に進みます。

ワーク5.3
ふたりの目標を立てる

　パートナーとブレインストーミングをするときに，相手の意見に耳を傾けて反応を示してください。ある程度一致すれば，全然一致しないよりはいいでしょう。ポジティブな方向へ向かう動きがあれば，見通しは明るくなります。

1．各自，満たされていないニーズを5つ書き出します（表5.1を参考にして
　ください）。それぞれ自分の分を書き出すと，ふたり合わせて10の
　ニーズになります。

2．各ニーズについて，望む具体的な変化を2つ以上挙げます。たとえば，
　コミュニケーションをニーズとして挙げたのなら，具体的に問題があ
　るのでしょう。相手があなたに日中の出来事をほとんど話してくれな
　いことや，夕飯の会話の内容が相手の特別な関心事だけになってしま
　うことに焦点を合わせたいのかもしれません。ふたりの関係で望む変
　化を挙げてください。

3．ふたりの関係についてのニーズを教え合い，アイデアを出し合ってお
　互いに同意できる目標を見つけます。相手のニーズとそれを満たす方
　法を含めるのを忘れないでください。あなたが特定の目標に同意でき
　ない場合は，同意できる共通の目標を見つけるように努力を続けます。
　ほんの少しでもあなたが譲歩できるところに焦点を合わせましょう。
　ほかのニーズや目標は別の機会に見直せます。

4．ふたりが合意できる目標を書き出します。目標は，具体的かつ明確で
　理解できる，小さなものにしてください。たとえば，相手がその日の
　出来事をあまり話してくれないという点では，交代で一日の出来事を
　5分ずつ話すことにするという形にしてもいいでしょう。

　ふたりとも表5.3のような表を作りたければ，そうしてもかまいません。視
覚的なツールは多くの場合，アスペルガーのパートナーに関わりをもたせ，プ
ロセスが相手に明確になるようにするのに有効です。目標をバランスのとれた
現実的なものにするよう努めてください。月に一度の外出や，5分間無理に会
話させられるのは，たぶん，一方にとっては理想的ではないでしょう。けれど
も，不健全なパターンを変えて，もっと満足のいく関係に向けて取り組んでい
る最中には，あらゆるステップに価値があります。あなたたちの関係は時間が
経つにつれて良い方向へと変化し，目標の変更や追加を行う機会も出てくるで
しょう。

変化についての歩み寄り

　アスペルガーのない多くの人のように，あなたが継続した変化を重視する一方，アスペルガーのパートナーは，ふたりの関係を現状のまま続けることを望むかもしれません。アスペルガーの人と定型発達者との関係では，変化について歩み寄る際に，変化をごくゆっくりと続くものにすることが必要です。それは，完全に停滞しているとあなたが感じず，相手が参ってしまわない程度の変化です。プロセス全体について必ずパートナーに説明してください。そうでないと相手は，ふたりの関係を途切れることなく変化させて育てたいというあなたの想いを理解できず，目標に達するたびにあなたに絶えず目標を上げ続けられているように感じるかもしれません。

　あなたとともに目標やステップを達成することに相手が合意しなければ，現時点であなたが取り組むのは，必要なものを手に入れるための個人的な目標だけになります。上手くいけば，気乗りのしなかったパートナーも興味をもつようになり，ふたりの目標に向かって一緒に取り組むようになるでしょう。引き続き，一緒にニーズや目標に取り組むよう，パートナーを誘ってください。けれども，プレッシャーをかけすぎると，協力してくれるどころか引きこもりかねません。当面は，ふたりの関係であなたが達成したいことの基本的な概要やいくつかの短期的な目標があれば，すぐにでも変化に向けて取り組みを始められます。

ふたりの関係は本当に変わるのか

　現実的には，変わるものもあれば，変わらないものもあります。簡単に変化することはめったになく，変化に逆らう頑なさはアスペルガー症候群の特徴の現れということもあります。実際には，あなたや相手がお互いに満たせないニーズはいくつか存在するのです。たぶん，自分が本当に必要としているものを考えて，特に相手に頼らなくてもニーズが満たせるように妥協することもできるでしょう。たとえば，思いつきで行動したり，いつもと違うことをしたりするには，もっと家族や友人に頼る必要があるかもしれません。満たされないままになっているニーズが多すぎる場合は，カウンセラーの力を借りてニーズを整

理し，ふたりが必要な変化を起こすために取り組めるようにする必要があるでしょう。

　変化には忍耐と根気が必要です。アスペルガーの性質を理解し，相手についてもっと知ることが，ともに補い合い，学び，成長する方法を見つける上で役立ちます。忘れないでほしいのは，人は変われるということです。私の仕事は，人びとが役に立たない考えや行動や，満足していない人生の問題を変える手助けをすることです。それが可能だと確信できなければ，この仕事は続けられないでしょう。

　あなたは自分自身や自分のニーズを変える必要はありません。変えるべきものは，ふたりの関係における物事のバランスです。バランスが取れれば，ふたりの関係はもっと申し分のないものになり，望んでいることがどんどん叶うでしょう。そうなるためには，あなたは自分の行動や期待の一部，そして相手やふたりの関係についての考え方の一部を変える必要があるかもしれません。

重要なポイント

　あなた自身のニーズを満たすことは，依然として，ふたりの関係に取り組むことから生まれる最も大きく重要な変化のひとつです。けれども，あなたがニーズを満たすために同じことをやり続ければ，得られる結果は変わらないでしょう。だからあなたはこの本を読んでいるのですし，この本はそのために書かれているのです。おそらくあなたは，もっと深い変化を起こす準備ができていると感じているのだと思います。

　あなたはパートナーとの間で必要な変化を起こすために最初の目標を設定しました。それらの目標は，あなたのニーズや願望に端を発していて，ふたりの関係を豊かにするための設計図となります。夢を行動可能な目標に変えることで，アスペルガーのある相手との間の理解の隔たりを埋められるでしょう。

　パートナーには，短期的で実行可能な目標しか必要ないかもしれません。夢に関する目標は，合理主義のパートナーには意味がないでしょう。相手の見解を受け入れることが大切です。それでも，あなたの目標は達成できますし，ニーズを満たすためにできることに焦点を合わせるべきです。今すぐできることを

少なくともひとつ考えて，目標に近づきましょう。短期的あるいは長期的な夢
や目標に向かってふたりの関係が動くとき，あなたも相手も共通のビジョンに
向かってともに進んでいるのです。

第6章
怒りに対処する

怒りはサインであり，耳を傾ける価値のあるものだ。
——ハリエット・ラーナー

　怒りは，アスペルガーの人とそのパートナーにとって大きな障害です。カップルが私のところに助けを求めてやって来るとき，すでに失望やフラストレーションが積もりに積もった状態になっていることがよくあります。そうした多くの不快な感情が，セラピーでの理解や前進の妨げとなるのです。

　アスペルガーのない側の怒りは，多くの場合，アスペルガーのパートナーに関して満たされない期待や誤解から生じます。アスペルガー症候群を相手にしているのだと知らず，アスペルガーを理解していないうちは，憤りや誤解がさらに顕著に見られることがあります。アスペルガー症候群の性格特性には気持ちが乱されかねず，特に，相手がわざと自分を苛立たせて悩ませようとしていると思い込んでいるときにはそれが言えます。

　一方，アスペルガーの人の中には始終理性的な人もいますが，多くの人は大人になってもすぐに動揺して怒りを爆発させます。怒りはアスペルガー症候群そのものの症状のひとつではありません。不安や敏感さなど，多くの症状がアスペルガー症候群と重複することで（第11章参照），動揺しやすくなる場合があります。その結果，アスペルガーの人はしばしば動揺やイライラさせられるような感情の取り扱いに苦しむため，そうした感情が怒りとして現れるのです。アスペルガー症候群では，感情が徐々に調節されるのではなく，オン・オフスイッチのように働くことがよくあります。また，アスペルガーの人は，社会的

な状況や，騒音や明るい光などの苦痛な感覚に対して，強い不安や怒りで反応する場合もあります。

ふたりの関係のサインとしての怒り

　怒りは動揺や不満のサインです。ニーズや欲求が何らかの形で満たされていないことを伝えています。健全な関係にともに取り組むには忍耐や寛大さが必要ですが，愛やポジティブな感情が不快な感情や怒りに埋もれてしまったときには，それは難しいかもしれません。怒りは，放っておくと関係を壊しかねない感情の最たるものです。あなたも相手も失望や幻滅や怒りを感じるかもしれませんが，その理由は大きく異なります。あなたがこの本を手に取ったのは，怒りを乗り越えて相手と愛情をもってつながりたいと思ったからであることを願います。

　認知療法の創始者であるアーロン・ベックの著書『愛はすべてか：認知療法によって夫婦はどのように誤解を克服し，葛藤を解消し，夫婦間の問題を解決できるのか』（金剛出版，2021）によると，怒りは，何かをしなくてはならないというプレッシャーを感じさせます。あなたが相手に怒りを感じたときやアスペルガーのパートナーがあなたに対して怒りを表したときにあなたがすることは，ふたりの関係に多くの点で影響します。あなたの怒りが変化をもたらすこともありますが，あまりに長く大きな怒りを抱えていると，あなた自身もふたりの関係も壊れかねません。

積年の恨み

　パートナーと別れた多くの人は，アスペルガー症候群を相手にしているのだと別れる前に知っていれば関係が壊れずに済んだかもしれない，と言います。彼らは相手を理解し，違うやり方で対処したでしょう。そうした人たちは，相手との間で膨れ上がる恨みつらみや怒りを克服できなかったのです。あなたの怒りも相手の怒りも正当であることを認め，真摯に受け止める必要があります。

あなたの怒りの根本原因

　アスペルガーの特定の行動は定型発達のパートナーを怒らせるようです。アスペルガー症候群のパートナーは，あなたの機嫌が悪い時にもクールで落ち着いて見え，気持ちをなだめてほしいという，あなたの言葉や言外のサインを無視するように見えることがあります。あなたのパートナーは融通が利かず，思いやりがないように見えるかもしれません。また，その場にそぐわない，気恥ずかしくなるような腹立たしいことを言う場合もあるでしょう。定型発達のパートナーが，家計のやりくりや家事から子どもの世話まで，何もかもひとりで対処して，相手の短所を補っていることもあります。そのような責務は相手に任せられないと感じているかもしれません。ふたりの関係において相手を頼りにして完全に分かち合うことができないように思えると，恨みにつながることがあります。

パートナーの怒りの根本原因

　ふたりの関係で必死に努力しているアスペルガーの人は，定型発達のパートナーが四六時中怒っていることについて，よく不満を漏らします。時が経つにつれ，あなたが怒ると相手も怒るようになります。相手はあなたの無条件の愛を信じているので，あなたに怒られ，失望されて，困惑しているかもしれません。アスペルガーのパートナーには，あなたの怒りは予測不能に思えることがあり，しまいには愛情がないように感じかねないでしょう。クライアントのタリアは，パートナーにひどく腹を立て，「もう我慢できない」「これで本当のことがわかったわ」と大声で言ったところ，彼に「きみは僕に耐えられないんだね」と言われたそうです。

　ときには，あなたが怒りを感じるほど，相手が引きこもったり，同じく腹を立てたりすることがありますが，それはあなたと一緒の生活がとても苦痛に感じられるためです。それでも相手は，あなたが愛していると言っていた相手と同一人物なのです。相手は，あなたが自分を愛しながら同時に怒るなんてことがどうしてできるのか理解できずにいるのかもしれません。相手は感情面でも想像力に乏しいため，あまりに多くの怒りに直面すると，努力を続けるのは意味がないような気がして，ふたりの関係で努力するのをやめかねないでしょう。愛も人生と同じく，アスペルガーの人にとっては白か黒かになりがちです。あ

なたが自分を愛しているのか，いないのか。愛しているなら，どうしてそんなにいつも怒っているのか，と考えるのです。

感情の爆発とパニック症状

　パニック症状は，打ちのめされるように感じ，感情の制御や対処ができなくなったときに起こります。アスペルガーの人の場合，パニックになると，頑なさ，落ち着きのなさ，興奮など，アスペルガー的な挙動が増えることがあります。

　内に抑えた怒りがもはや抑えきれないほどになると，感情が爆発しかねません。相手が腹立たしいことを繰り返すので言いたいことを伝えようとしているのに相手が注意散漫に見える場合も，怒りの爆発につながることがあります。

　パニック症状や感情の爆発によって深刻な感情に注意が向きますが，通常は，傷つき，苦しむことになります。アスペルガーのパートナーは，あなたの「不合理な要求」が怒りへと変わらないようにしようと，綱渡りをしているような気分になるかもしれません。そして，あなたは，相手がパニックになりかねない状況を避けようと躍起になるでしょう。怒りの爆発によって，多くの場合，どちらも感情を害し，傷つきやすくなります。そうした感情の表れは，後に有益な話し合いにつながることもありますが，話し合いを価値あるものにするには，激怒したりパニックになったりしてはなりません。

　あなたからすると，相手が怒る理由は必ずしも筋の通ったものではないかもしれません。あなたが怒る理由が相手の見解からすると不合理に思えるのと同じです。アスペルガーのある人には感情がないというのは事実ではありません。多くの場合，感受性の強さと正しいことをしたいという想いによって深く傷つき，気が大きく動転するか，完全に引きこもるかのどちらかになります。感情的になるのが当たり前だとあなたが思うときには相手は穏やかで冷静でいて落ち着いているのに，別のときには強い感情的反応を見せる場合があるのです。

　感情の爆発やパニックは，重要なコミュニケーションが行われていないことを伝えています。つまり，誤解されている，あるいは，何らかの点で顧みられていないと感じているということです。どちらか一方が怒りで反応すると，もう一方はやり返さずにはいられません。感情の爆発やパニックがふたりの間で頻繁に見られ，制御できそうにない場合は，どちらか一方，または，ふたりでメンタルヘルスの専門家に相談するといいでしょう。

怒りへの対処法

　怒りの原因となるものを抑えるのは，衝突したくない，相手の気持ちを傷つけたくない，相手の反応を怖れている，単に喧嘩するのに疲れた，という理由であっても，逆効果となります。怒りは，表現するのを避けても消えず，避けようとすれば，長年かけて相手への恨みが積もったり，抑うつが生じたりすることがあります。

　アスペルガーの人は，アスペルガーのない多くの人ほど，必ずしも感情を表現する必要がありません。彼らはしばしば，怒りのような感情の問題や原因について話し合って解決することを好みますが，必ずしも，それに名前をつけたり怒りについて具体的に話したりすることは必要としません。あるアスペルガーの男性が最近話してくれたところによると，彼は怒りを表現する必要がないそうです。彼に必要なのは自分を怒らせている問題に対処することで，対処したら，怒りはどうでもよくなるのです。論理的には，怒りの核心にある問題に対処してしまえば，怒りそのものを表現する必要なんてありません。

　怒りは，表現の仕方によって，ふたりの間で有益なものにも害にもなります。うっぷんを晴らして相手の気分を悪くさせるために怒りを表現すれば，たいてい，どちらも傷つくことになります。自分のニーズを理解して，相手にそれを伝えるために怒りに注意を向けるのなら，それは役に立つかもしれません。どんな長期的な関係でも，目標は，相手を傷つけることではなく，お互いの理解を深めるために取り組むことです。

　あなたが怒っているのは機嫌や声の調子や顔の表情から一目瞭然だとあなたは思うかもしれません。けれども，アスペルガーの人は，言葉によらない言語や感情を解釈するのが不得手なことがあります。怒鳴ったり泣き叫んだりといった，さらに過激な反応は誰にでもわかるかもしれませんが，相手には非理性的でヒステリックに見えかねません。それでも，怒りの表現が捉えにくければ，相手にはわからないでしょう。しかめっ面をする，眉をひそめる，じっと見つめる，といった表情による合図は，正確に伝わらないか，まったく通じない可能性すらあります。それに，あなたの怒りの原因が何なのか，また，怒りを避けたり変えたりするにはどうしたらいいかが相手にわからなければ，あなたが

怒っていると相手にわかったところで大して意味がありません。

　怒りの感情を最小限に抑えたくなる前に，怒りの信号で表現しようとしているニーズに気づいてください。あなたがニーズを表現すれば，相手はそれに合わせて行動や態度を変えたり，自分の問題をあなたが理解できるようにしたりする機会が得られるのです。こうした反応のどれかが，自分自身や相手についての理解を深めるのに役立つ可能性があります。怒りを抑圧してニーズを表現しなければ，解決の機会は得られません。

間接的な怒りの表現

　シャーリーは予約時間にやって来たとき，怒っていました。その理由は，彼女が母親のお見舞いに病院に行ったとき，前の晩に，アスペルガーのある彼，カーティスが家にいたことでした。彼らはまだ一緒に住んでおらず，休日に祖母と一緒に病院に一日中じっと座っていたのを思い出すと，シャーリーは苦しくなります。彼女は，彼が自分を愛してくれているなら，一緒に母親のお見舞いに行ってくれるだろうと思ったのです。最初に彼女は彼に次のように尋ねました。「今夜，仕事の後に母のお見舞いに行くんだけど，待ち合わせて一緒に行く？」彼が待たなくていいと答えたので，彼女はもう一度言ってみました。「ほんとに大丈夫よ。一緒に来たかったら待ってるから」。それに対して彼は，ひとりで行ってかまわないと再び答えたのです。彼が来てくれようとしないので，シャーリーはひどく腹を立てました。なぜなら，それはする「べき」ことだし，彼女が一緒に来て欲しがっているのは「明らか」だったからです。「私，2回も訊いたんですよ。大切なことだというのはそれで彼にわかるはずですよね」と彼女は声を荒げて言いました。

　これについて詳細に話し合うまで，シャーリーは相手が論理的なものの見方をするというのを考えたことがありませんでした。2回訊ねるというのは，論理的に解釈すれば，1度目に答えが聞こえなかったか理解できなかったという意味になることがあります。相手には具体的にお願いするといいでしょう。推測もほとんど同じく，役に立ちません。これはほとんどのパートナーシップで言えることですが，相手にアスペルガーがある場合はなおさらです。この例からわかるように，求めていることをストレートに頼めば，失望せずに済むでしょう。ストレートに頼んで期待を裏切られた場合は，その問題について話し合っ

て，歩み寄るか解決する機会だということです。

　シャーリーの溜まった怒りは頂点に達し，彼女は翌日，そのことについて怒鳴り続けましたが，カーティスには問題が理解できません。訳の分からない彼女の行動に対して合理的な反応が思いつかなかったので反応しなかったところ，彼女はさらに怒り，感情的な嫌がらせだと彼を責めました。こうした誤解は，どちらかにアスペルガー症候群があるカップルでよく起こります。そもそも，アスペルガーのある側にはそうした行動の意味がほとんどわからないので，予想外のことに感じられます。そのため，反応するのを避けるのです。

　現時点であなたが求めるものは，相手が自然にできることとは正反対の場合があります。腹が立つと，アスペルガーのパートナーにはひとりになって自分を取り戻す時間が必要なことがありますが，あなたは，慰めやハグなど，つながりを感じられるようなことを求めるかもしれません。このケースでは，シャーリーは謝ってほしいと思っていましたが，それは職場に花が届くという形で叶いました。過去の経験から，喧嘩の後に花を贈ると彼女の機嫌が直ることをカーティスは知っていたのです。それでシャーリーの機嫌はよくなりましたが，この出来事によって，何がまずかったのか，また，将来それを繰り返さないためにはどうしたらいいのかは，カーティスには理解できずじまいでした。

　怒りを建設的に表現すれば，相手はあなたの求めていることを理解し，もっと融通を利かせられるようになるでしょう。アスペルガーのパートナーの行動は「仕方のないこと」だからと，怒りを相手に示すことを懸念する人もいます。相手とアスペルガー症候群を理解することで，どんな行動でも受け入れられるようになるわけではありません。アスペルガーがあると人間関係でどうしても苦労しますが，相手も変化に向けて取り組めることを，あなたはある程度信じる必要があります。

　多くの人，特に女性は，怒りを表すことに罪悪感を覚える傾向があります。私たちはときに，個人的な欲求を表現することはわがままだとか，そうすると他人を傷つけるなどと幼いうちから教えられます。不要または過剰な罪悪感によって，怒りを表現したり，必要なことを頼んだりするのをためらう人もいます。あなたが相手を傷つけたくなくても，求めているものを相手に知らせないと，相手はそれをあなたに与える機会が得られません。

あなた個人の対処法

　あなたはどのように怒りに対処していますか？　怒りを見せないようにしているでしょうか？　怒りを相手にぶつけていますか？　話題に持ち出して話し合う前に，散歩してじっくり考えますか？　それとも，罪悪感から話題にできずにいるでしょうか？

　あなたの現在の対処法の一部は上手くいっているかもしれません。もしそうなら，それを重視して取り組み，もっと強化して，さらに役立つものにしてください。その対処法が求めているものを得るのにあまり役に立っていないと思うなら，もっと健全な怒りの表現方法を新たに取り入れてみるといいでしょう。

ワーク6.1

怒りへの対処スキル

　このワークでは，怒りの引き金と個人的な対処法を探ります。上手くいく方法は強化し，上手くいかないものは変えていきます。表6.1「怒りへの対処」にワークの記入例を載せています。

1．ページを4列に分け，「怒りの引き金」「私の対処法」「結果」「新しい対処法」と見出しをつけます。
2．1列目に，ふたりの関係であなたを怒らせる状況のリストを作ります。たくさんあるかもしれませんが，ここでは5つまでにしましょう。
3．現在，その行動や状況に対してどのように反応する傾向があるか，自分の対処法について考えます。それを2列目に書いてください。
4．3列目に，その状況で通常起こること，つまり，自分の対処法の結果について書きます。その対処法で上手くいっているでしょうか？　そうであれば，そのまま対処法としてください。上手くいっていない場合は，ふたりの関係でそれをもっと上手く機能させるには対処法をどのように変えたらいいか，考えてみましょう。
5．少なくとも1つ，怒りに対処する別の方法を思いつけるでしょうか？　それを「新しい対処法」の列に書いてください。

6．その状況が次に起きたときに，新しい方法で対応してみます。新しい
　　対処法が役立つなら，引き続きそれを改良して使ってください。数回
　　試しても大して違わないようなら，別の対応策を新たに考え出して試
　　してみましょう。
7．パートナーにも自身の怒りの対処法の表を書いてもらい，お互いの表
　　について話し合います。相手は，自分がどのように感じ，感情がどの
　　ように心に浮かぶか，わからないかもしれません。あなたは，相手が
　　自分の怒りに気づいて対処法を見出すのを手伝ってあげられます。お
　　互い助け合って，もっと役立つ対応策を思いつくようにしてください。

表6.1　怒りへの対処

怒りの引き金	私の対処法	結　果	新しい対処法
彼は夕飯前にひとりでチーズマカロニを食べてしまうので，夕飯のときにはお腹がすいていない。	今までみたいに怒鳴るのはやめた。今は，ひとりで座って夕飯を食べている。	一緒に食事をすることはほとんどない。腹が立つし，寂しい。	我慢できるようにちょっとしたつまみを用意して，一緒に食事するように話し合ってみる。
夕飯後，彼はコンピューターに向かって夜を過ごす。	私も自分のコンピューターに向かって夜を過ごすけれど，内心煮えくり返っている。	ふたりの距離はますます離れていく。	何かほかに一緒に楽しめることをしようと誘ってみてもいいかも。
彼が自分の意見を延々としゃべり続ける。	ピリピリしてしまう。話題を変えようとしたり，その場を離れたりすることもある。	彼は私に配慮しないし，ますます引きこもっていくように思える。	結論をさっさと言ってほしいときは，彼の肩に手を置くようにする。
食洗機に特定の入れ方で食器が入っていないと彼が騒ぎ立てる。	しまいには，お互いに怒鳴り合うことになって，絶対に意見が一致しない。	たいてい，どちらかがカッとなるので，しばらくケンカ状態が続く。	彼なりのやり方で食器を入れさせ，彼が忙しいときには自分でやる。

パートナーがこのワークをやらない場合でも，自分自身の怒りの引き金とその理由を知ると役に立ちます。また，ワークをもう一度行って，あなたが気づいた相手の怒りの引き金と対処法を書き出してみるのも役立つでしょう。その場合，注意すべきことがあります。相手がそうするだろうと思ったことをワークで書き出す場合，それは，相手が自分で書き出した場合とは同じではないということです。相手が何と言うかは確実にはわからないので，自分の見解が間違っている可能性を頭に入れて，事実とはみなさないことが必要です。それでも，自分が気づいたことを基にしてこのワークをやってみると，パートナーに焦点を合わせることで相手の怒りの引き金がよくわかるので，それを避け，関係を壊しかねないようなやりとりを少なくできるかもしれません。

　パートナーの関わりを当てにしなくてもいい対処法を新しく考えてみてください。前出の表の例にあるような，おつまみを用意する，食洗機への食器の載せ方を変える，などです。話をやめるべきときの言葉によらない新しいサインを理解するなど，相手が何かすることが必要な対処法の場合，相手に説明してその計画に参加してもらわなければなりません。相手がくつろいでいて，建設的なフィードバックを受け入れられるときに，できそうな新しい対応策を提案してください。ほかとは違うふたりの関係で，どちらにとっても上手くいくものを見つけ出しましょう。

　パートナーが参加しても参加しなくても，あなたは自分自身の怒りの反応に対処することを学び，ふたりの関係に良い影響を与えられるのです。取り組みに効果がある限り，相手と一緒でも，ひとりでも，取り組みは続けられます。

●引き金を知る

　あなた自身や相手の怒りの引き金となるものがわかれば，必要な変化を起こし，調整することで，ふたりとも先手を打って，感情の爆発や関係が壊れかねない喧嘩を防げます。苦しい感情にもっと上手に対処するには，引き金や反応，そして，その対処に役立つ自分の長所や短所を理解することから始めましょう。怒りが引き起こされてしまったら，それに対処するために行動することで，怒りがエスカレートして感情の爆発やパニックに達することを避けられます。あなたを怒らせる状況に対して，もっと前向きな新しい対応策を編み出すことで，

ふたりの関係を心地いいものにできるのです。

健全な怒りの表現方法

　ふたりの関係で怒りに対処する最も健全な方法には，原因や解決策について相手と話し合うことや，怒りの引き金となった問題を解決することなどがあります。これはどんな関係でも難しいものですが，これまで見てきた通り，あなたたちの場合はさらに難しいかもしれません。コミュニケーションに関する第7章には，あなたを怒らせる問題についての話し合いや相手へのニーズの表現を行うためのヒントやワークを載せています。

● 意見の食い違いを解決する

　対立を解消するには歩み寄りが必要です。ふたりとも「勝者」となれるような妥協点を探しましょう。第5章の1から10までのスケールを忘れずに使ってください。同じようにして，感情の温度計を使用することもできます。大きな温度計の絵を使い，目盛りが上に行くと熱が出るというように怒りを表現する人もいます。歩み寄りの可能性がない状況では，交互に「勝つ」ようにします。できる限り相手に譲歩しますが，もちろん，あなたの価値観や安全や幸福が損なわれないようにしてください。

　あるカップルは，バーモントでもうすぐ行われるパーティーについて途方に暮れていました。パーティーは共通の友人のためのもので，ふたりとも友人をがっかりさせたくありません。アスペルガーのある女性の方は，週末を山で過ごすことや，ふたりがめったに会えない友人たちに会えるのを楽しみにしていました。彼女は同時に，騒がしいレストランでの大きなパーティーでよく知らない人たちと一緒になることが心配だったのです。ふたりは長時間話し合った結果，週末はふたりだけで出かけ，別の時に共通の友人を夕食に誘うことにしました。その方が少人数で，レストランも選べるからです。

● 対立解消のモデル

　次のモデルは，あなたとアスペルガーのパートナーとの意見の不一致を解決するのに役立つかもしれません。

1．問題を特定する。

　　好ましい解決策を見つけることにアスペルガーのパートナーが進ん
　で協力するように，歩み寄りが必要な理由を論理的に説明します。
2．相手の見解を聴く。

　　どちらの見解も考慮します。意見が合う点と合わない点を書き出し，
　ひとつずつ対処します。
3．相手とブレインストーミングをする。

　　できるかどうかを問わず，考えられる解決策をすべて書き出します。
　ふたりとも前進していると感じられるように，意見が合う点から始め
　ましょう。お互いが合意できるアイデアを見つけ，合理的な妥協案に
　達するまで続けてください。
4．考えられる解決策を見直す。

　　それぞれの良い点と悪い点を書き出します。
5．お互いに合意できる解決策を選ぶ。

　　上手くいく可能性が最も高いものをひとつ選びます。おそらく，ま
　ずまずの妥協点に達するには，ふたりとも何かをあきらめなければな
　らないでしょう。
6．新しい解決策を試してみる。

　　誰が，いつ，何をするか，その解決策が上手くいかなかったらどう
　するか，具体的に目標を設定します。
7．評価する。

　　解決策が上手くいっていないと思ったら，新たに話し合いを始めて，
　お互いが合意できるように修正します。

● ほかの怒りの対処法

　怒りによって強い感情的な反応が引き起こされると，落ち着いて理性的に考
えたり公正に口論したりするのが難しくなりかねません。怒りを建設的に表現
する前に，最初の感情的な反応を鎮めることが必要な場合がよくあります。怒
りのエネルギーが溜まったら，ときには身体から解放することも必要です。リ
ラックスや気晴らしになる活動への参加は，ネガティブなエネルギーをポジティ
ブな方法で解放できます。ネガティブな気分を晴らし，もっとポジティブなエ

ネルギーを生み出すのに，身体を使った活動が役立つことがよくあります。ネ
ガティブなエネルギーを解放するための選択肢は幅広く，次のような活動が挙
げられます。

- 音楽を聴く
- ひとりの時間を過ごす
- 深呼吸をする
- 運動する
- ガーデニングをする
- 楽器を弾いたり歌ったりする
- 自転車に乗る
- 散歩やジョギングをする
- ヨガをする
- その他の楽しめる身体活動を行う

大半の人は，ありのままの感情をある程度コントロールできるまで，怒りに
ついて価値のある話し合いをすることができません。また，真っ赤になる，身
体を揺らす，歩き回る，混乱した考えを繰り返し表すといった，怒りがエスカ
レートする前触れが見られないか目を光らせることで，相手も助けられます。
怒りが増しているサインとして特定の誘因や手掛かりを認めたら，特定のリラッ
クス法や落ち着ける気晴らしや身体活動を勧めると，相手の助けになることが
あります。これは自分自身に対してもでき，同じようにして助けてくれるよう
相手に協力を求めるといいでしょう。

少し落ち着いたと感じたら，もっと実り多い会話をして，ふたりの関係の破
壊的なダンスを実際に変えることができます。怒りを感じたら，恨みを積もら
せずに，できるだけ早いうちに対処してください。時間を重ねれば，相手の行
動に違った形で反応したり，怒りのサインに早く気づいて感情を爆発させない
ようにしたりできるようになります。

明確なルールを設けると，ふたりの関係で怒りを切り抜けるのに役立ちます。
話し合いができるくらいに怒りが収まったら，議論のための確固とした明確な
ルールを設けることで，ふたりとも感情を上手くコントロールした状態が保て

ます。次のようなルールが役立つでしょう。

- 声の大きさを普段と同じに保つ
- 常にお互いに敬意を忘れないようにする
- 相手を罵倒しない

　これらは，議論がエスカレートしないようにするためのいくつかの基本的な指針にすぎません。コミュニケーションについての第7章では，ルールを明確にして話し合いをもっと実りあるものにするための案をさらに紹介しています。ふたりともこの基本的な指針に従えるようになるまでは，緊張を和らげるためにタイムアウトが必要となることがあります。タイムアウトの後に特定の間隔をあけて，再度やってみましょう。

　ふたりが込み入った話し合いができるようになるには，時間がかかることもあります。引き続き問題となるものもあるかもしれません。問題が解決できない場合，「意見が合わないことを認め合う」ことをしつつも，恨みを持ち続けることにならないようにしてください。一緒に上手くやっていくことについて意見が合わないこともあるかもしれません。それでもお互いの違いや見解に敬意は払えます。相手との意見の違いを解決したり乗り越えたりできないときは，それについて自分の日記で取り組んだり外にサポートを求めたりすると，助けになることがあります。友人や家族から得られるサポート以上のものが必要な場合は，カウンセリングが必要かもしれません。

重要なポイント

　アスペルガー症候群を理解すれば，相手に対する怒りが弱まり，相手を愛して理解することに再びエネルギーを注げるようになるかもしれません。これは，絶対に怒ってはいけないということではありません。自分を怒らせるものや怒りを感じたときに自分がすることを意識してください。また，自分の怒りの伝え方や相手の怒りの受け止め方に気づきましょう。怒りの感情は，重要なコミュニケーションの信号として，注意深く対応することが必要です。思いやりをもっ

てストレートに怒りを表現してください。あなたが望み，必要としていること
を頼みましょう。

　前向きに怒りに対処することで，あなたと相手はネガティブな感情を乗り越
えて結びつきを深めることができます。そのうちに，過去の痛みや恨みをもっ
とポジティブに捉え，ふたりの関係に前向きに取り組み続けられるようになり
ます。相手の心配事に耳を傾け，効果的にコミュニケーションを取ることは，
人生をともに歩む際にお互いにとって役立つでしょう。次の章では，そうした
テーマをさらに掘り下げます。

第7章
上手くいくコミュニケーション

コミュニケーションにおける唯一最大の問題は，相手に伝わっ
たと思い違いをすることだ。
──ジョージ・バーナード・ショー

　十分な意思疎通は，充足した関係の基本的な構成要素です。コミュニケーショ
ンは多くの場合，アスペルガーの人のいる人間関係に影響を及ぼす主な領域の
ひとつです。あなたや相手の気持ちやニーズ，そして，期待の伝え方は，多く
の点でふたりの関係に影響します。ふたりの間に曖昧な点があれば，誤解が生
じ，どちらにも，また，ふたりの関係にもネガティブな影響を及ぼしかねませ
ん。そのため，お互いにコミュニケーションややりとりのスタイルを理解する
ことが大切です。

コミュニケーションの仕方

　ふたりの間のコミュニケーションややりとりのパターンは，関係の始まりか
らつくられていきます。ふたりの間で理想的なコミュニケーションを始めるの
に最良の時期は，パターンができる前，つまり，始まりのときです。アスペル
ガーの人は，物事が予測可能な日常の決まり事の一部になってしまうとなかな
か変われないことがよくあります。コミュニケーションのパターンは変えられ
ますが，一度できてしまうと，変化はゆっくりとしたものになり，ときには苦

労することもあるでしょう。

長期的な関係をもつ

　多くのアスペルガーの人は，社交能力に長けていそうに見える人たちを観察することで，人とのコミュニケーションを学びます。テレビや映画の筋書きを覚えるのは，気の利いた言い回しや会話の糸口となる質問をするというように，最初は役に立つことがあります。ライアンは，人との会話で言うことやすることがわからないときには，「となりのサインフェルド」というテレビ番組のセリフや状況を活用しています。人間関係の特定の場では似たような状況が起こるので，言うべきことやすべきことを理解するのに役立つと彼はよく思います。けれども，ライアンのように疑似的な状況からヒントを得ていると，変わった質問や対応に立ち往生する場合があります。返す言葉がないことや返事が自然に思いつかないこともあるでしょう。あなたのパートナーは，あなたとロマンチックな関係を長期的には持てないかもしれません。コミュニケーションややりとりが上手くいかなくなっていくことにどちらもひどく動揺し，なぜそうなったのか，あなたはわからなくなるのです。

　アスペルガーのパートナーは，予想しない状況に直面するとパニックを起こすことがあります。たとえば，いつも夕飯を6時にしている場合，夕飯は6時になると相手は考えています。夕飯が予定より1時間遅れると，不安のスイッチがオンになり，パニックが起きかねません。そうした状況では「夕飯の予定が変わると困るよ」とか，「変更があるときはもう少し早く教えて」と言うのが適切だと相手が学べると助けになります。こうした筋書きがあれば，次に夕飯が1時間遅れるときに役立つかもしれません。

　急な変更があってパートナーの不安が急激に募る場合，最初の数回は筋書きを覚えていないかもしれませんが，次第に対処できるようになります。けれども，誰かを夕飯に呼んだ場合や，夕飯の場所を変えた場合，あるいは，予定のメニューを変更した場合にも同じ筋書きを用いるべきだということは，自然にはわからないことがあります。状況が似ているのはあなたには明らかでも，アスペルガーのパートナーは，同じように対応できない場合があるのです。アスペルガーがあると，ふたりの予定のバリエーションごとに特定の筋書きが必要となることがあり，それぞれの筋書きを覚えてふさわしい時に用いるには時間

がかかるでしょう。

　筋書きを使うのは機械的に思えるかもしれませんが，私たちは誰もが筋書きを通して多くの社会スキルを学びます。それを思い出せば，もっと好意的に見られるでしょう。子どもたちは，何度も何度も促されないと「どうぞ」や「ありがとう」と自然に言うようにはなりません。アスペルガーのパートナーは子どもではありませんが，あなたが当たり前だと思っている特定のスキルを伸ばすのに時間が必要かもしれないのです。

　この件について，予期しない変化に相手が対処するには，パワーカードも役立つかもしれません。名刺大の「パワーカード」は，片面に1つの状況に対処するための一連のステップが書かれています。裏面には通常，対処すべき状況に密接に関連した絵が描かれています。たとえば，片面に体操選手の絵が描かれていて，裏面には柔軟に考えるために考えられる筋書きが3つ挙げられているといった感じです。スマートフォンやタブレット用の新しいアプリケーションが急速に広まり，スケジュール作成や整理，また，変化への対処にも役立っています。根本的な改善にはならなくても，こうした方法で学ぶのがぴったりな人には役立つのです。

　関係が長くなってから助けを求めてやって来るカップルがたくさんいます。何年にもわたって期待が満たされないたびに心の中で腹を立て続けたりせず，それを詳しく説明して筋書きやルールを作る必要性にもっと早く気づいていたらよかったのに，と彼らは言います。重い買い物袋を7つも抱えていたら相手が手助けすべきなのはあなたには明らかでも，直接言わないと相手にはわからない場合もあるのです。コミュニケーションが間接的な場合も，ふたりとももっと満足できるように関係を築く上で必要なサポートにどちらかが気づけなくなります。

コミュニケーションのタイプ

　何をしても何かが伝わります。無言でいることさえ，何かを伝えているのです。私たちは，話し言葉や書き言葉，行為，ジェスチャーなどのボディランゲージを通じてコミュニケーションします。言葉によるコミュニケーションには，

通常の会話のほか，ユーモアや皮肉や二重の意味をもつ言葉などがあります。アスペルガーの人は文字通りではない話し言葉が苦手な場合がよくあります。彼らは，言葉を言われた通りの意味に捉えます。「あなたと話していると『壁に頭を打ちつけている』みたい」と相手に言うと，相手は狂気の沙汰だと思うかもしれません。相手は，「何で頭を壁に打ちつけるんだ？」と不思議に思うことでしょう。

　言葉によらないコミュニケーションはコミュニケーションの大部分を占めます。それには，アイコンタクト，顔や手によるジェスチャー，話すときの相手との距離などのボディランゲージがあります。文字通りの意味ではない言葉と同じく，アスペルガーの人は，まったく言葉によらないコミュニケーションも，とても理解に苦しむことがあります。アスペルガーの人には，明確でストレートな話し言葉や書き言葉がいちばん良く理解できるのです。

言葉によるコミュニケーション

　アスペルガー症候群があると，雑談や会話でのスムーズな受け答えに苦労することがあります。パートナーは，社交上の世間話の論理を理解するのに助けが必要だったり，いつ，どうして，どのように丁重な会話をすべきかについて指導が必要だったりするかもしれません。決まりのない状況では，「今日はどうだった？」「まあまあだね。そっちはどう？」というような，先の読めない一連のやりとりが行われるので，特に問題が生じる場合があります。誰かに何気なく「どんな仕事してるの？」などと訊かれようものなら，さらにややこしくなりかねません。たとえば，そうした質問を，自分の生化学研究について詳細に語ることを求められていると受け取ってしまう可能性があります。

　アスペルガーがあると，興味の対象が極度に限定されるため，会話がひとつの話題に集中して広がりがなくなることがあります。仕事に関する質問など，特定の質問に対して簡潔に説明するのはあなたには当たり前に思えても，パートナーはそれを学ぶのにサポートが必要な場合があります。意思伝達は率直でストレートに行わなければなりません。そうでないと，相手はあなたが何を求め，何を必要としているのか，わからないでしょう。相手にわかるように伝えるため，できるだけ具体的で明確に伝えてください。パートナーは，あなたの心を読むという非現実的なことを求められているように感じているかもしれま

せん。

　私もときどき，この点で失敗することがあります。先日，あるアスペルガーの女性が初めてセッションにやって来ました。自己紹介してから，待合室の椅子に座って少し待っていてほしいと伝えたところ，数分経って待合室の前を通ると，彼女はまだ立ったままでいたのです。どこに座っていろということなのかわからなかったと言います。待合室ではたいてい，8つほどある椅子のどれかに座ってもらっているのですが，その女性は，私が求めていることを理解するのにもっと具体的な指示が必要だったのです。

言葉によらないコミュニケーション

　言葉によらないコミュニケーションは，多くのアスペルガーの人が苦手とするものです。あなたのパートナーは，対人距離や，その他の言葉によらないボディランゲージやジェスチャーを理解できないかもしれません。相手は，あなたの冷ややかで厳しい視線やふくれっ面，歯のくいしばりですら，注意を払うべきものとして捉えていないことがあります。

　ごく最近のこと，あるアスペルガーの人の携帯に電話したところ，彼はパートナーと一緒にレストランで朝食をとっているところでした。ふたりで外食中だというのに，彼は今話しても大丈夫だと言い張ります。話していると，ひどく咳き込む音が聞こえました。パートナーが咳き込んでいるんじゃないかと訊くと，彼はこう答えたのです。「そうですよ。彼女がむせているんです。ゴクゴク飲むから，よくむせるんですよ。なのに，何だかんだ言ってもオレンジジュースを一気飲みするんだから」。

　彼が会話を再開したがったので私は気になり，彼女は大丈夫なのか（彼は彼女にそう訊いていなかった），何かして助けてあげる必要があるんじゃないかと何度も尋ねました。幸い，咳き込みは収まったので，私たちは会話を再開できました。私は彼女がむせた状況が引っかかったのですが，彼は，これは初めてのことじゃないし，気にしなくたって物事は自ずと何とかなると考えていたのです。この先，むせたときに，彼女が彼に違う対応をしてほしいと思っているのか，私にはわかりませんが，もしそうなら，彼女は彼にはっきりと言葉で伝えるべきでしょう。

ワーク7.1

言葉によらないコミュニケーションをわかりやすい言葉で説明する

　このワークでは，言葉によらないコミュニケーションを相手に理解してもらえるように，わかりやすい言葉で説明します。言葉によらないコミュニケーションの表は，表7.1「言葉によらないコミュニケーションのわかりやすい言葉への変換」のようになります。

1. 自分自身と相手を観察します。言葉以外で伝えようとしている様々なことと，それをどのように伝えようとしているかを書き出します。
2. 言葉によらないコミュニケーションを相手に伝わる言葉に変換します。
3. あなたの言葉によらない表現とその意味のリストや表をパートナーのために作ります。1列付け加えて，そうした言葉によらない様々な行動をするときのあなたの様子を絵に描くと，もっと役立つでしょう。

表7.1　言葉によらないコミュニケーションのわかりやすい言葉への変換

私が次のことをするとき	それはこういう意味だ
白目をむいたり，顔を背けたりする	うんざりしている，または退屈している
テーブルを叩いたり，意地の悪いことを言ったりする	イライラしている，または怒っている
ソファーで近づいて座る	隣にいてほしい

　パートナーに言葉への変換の表を渡せば一緒にいる間ずっと物事がスムーズに運ぶ，とは期待しないでください。これは始まりのちょっとした情報にすぎません。理想的には，捉えにくいボディランゲージやジェスチャーによる秘密の暗号を相手に読んでもらうのではなく，できるだけ言葉で伝えることが必要です。
　相手も言葉によらずに意思疎通を図りますが，そうしていることや，言葉によらないコミュニケーションがあなたにどう伝わっているか，気づいていない場合があります。前述のワークをやってもらうと，自らの言葉によらないコミュ

ニケーションやそれがあなたにどう伝わっているかについて，相手ももっと自覚できるようになるでしょう。

効果的なコミュニケーション

　これまでお話ししてきたように，健全なコミュニケーションでは，必要としていることを頼んで手に入れ，ふたりの間の問題について，手順を踏んで，お互いが利するような解決策を見つけます。アスペルガーのパートナーとの効果的なコミュニケーションのスキルはほかに，アクティブリスニングや，建設的にフィードバックを与えられるようにすることがあります。

アクティブリスニング
　相手の話をどのように聴くかは，相手が理解されて真剣に受け止めてもらっていると感じるかどうかの重要な要素です。アクティブリスニングでは，相手を注視して，親身に話を聴いていることを知らせます。それは，次のように行います。

- 相手の論点のあら捜しをするために耳を傾けるのではなく，相手の見解を理解できるように質問する。たとえば，「それで，どう感じたの？」と訊くのではなく，「その話，もっと聞かせて」と言ったり，「あなたにとってはどうだったの？」と訊いたりする。
- 話を遮ったり，身構えたりせずに聴く。聞きたくなかったり，すでに20回も聞いていたり，意見が合わなかったりしても，やってみること。
- 自分が聞いた内容を確認する。相手が言ったことを言い換えて，自分が話を聞いていて，相手の見解を心から理解しようとしていることがわかるようにする。相手の見解を理解してから自分の見解を理解してもらうようにすれば，相手が自分の論理に従う可能性が高まる。

関係のルールと期待

どちらかにアスペルガー症候群のあるパートナーシップの最大の困難のひとつは，ふたりの関係のルールや期待がはっきり伝えられない状況です。第2章で述べたように，人間関係の隠れたカリキュラムは，多くのアスペルガーの人には理解できません。明確なルールがなかったり，予測がつかなかったりすると，親密な関係でフラストレーションが溜まりかねないでしょう。あなたは相手のことを鈍感だと思っているかもしれませんが，実際には，あなたのパートナーでいることで予測がつかないため，神経過敏になっている場合があります。あなたの複雑で情緒的な世界の予測のつかなさにすでに四苦八苦している相手にとって，これは大きなストレスとなるでしょう。

ワーク7.2

ルールを明確にする

相手がルールを破ってあなたを怒らせるまで，あなたはルールがあることに気づいてすらいない場合があります。ふたりの間のルールは，あなたには直観的にわかるかもしれませんが，相手にとってはあやふやになっている可能性があります。求めていることを明確にしましょう。このワークは，カップルがふたりの間のルールを明らかにするのに役立ち，誤解を減らすことによって，コミュニケーションややりとりが全体的に改善します。

1．自分や相手を観察し，できれば相手に助けてもらって，ふたりの間のルールを明確にします。お互いに対して何を求めているでしょうか？
2．各自が求めているものがわかってきたら，ふたりの間のルールのリストを作ります。ルールや求めるものを新しく思いついたり気づいたりしたら，リストに加えましょう。相手もリストに付け加えることができます。
3．ふたりともリストを見られるようにして，必要なときに参照します。

表7.2　ふたりの間のルール

してほしいこと	具体的なルール
帰宅時や外出時にあいさつを交わす	帰宅時には「ただいま」と言い，外出時には「行ってきます」と言う。
荷物を運ぶのを手伝う	荷物を抱えて帰って来たら，手伝ってほしいか尋ねる。
家事を手伝う	毎日雑用リストに目を通し，書かれている雑用をやる。もっとやってもらえないか訊く。

　これらの求めることの中には，あなたが常識だと思うものもあるかもしれませんが，相手は自然にはできないことがあります。できる限り，してほしいことを明確にして，それを知って期待に応えるための最良の機会を相手に与えてあげてください。

建設的な苦言

　身だしなみの無頓着さや社交上の困った行動など，細心の注意を要するテーマにともに取り組むことが必要な場合があります。多くのアスペルガーの人は，自分への苦言にとても敏感です。訂正や苦言に慣れてしまい，自分や他人に批判的になることもあります。また，白黒思考によって，自分は完璧でないから無価値だと感じかねません。相手は，あなたの懸念や意見の不一致を否定的な評価や拒絶として捉えることがあるので，同じような気持ちをあなたに向けるかもしれません。

　アスペルガー症候群があると，一見なんてことない要求や苦言に直面したときに，身構えたり引きこもったりすることがあります。相手に身構えさせないようにするには，相手の行動や動機について筋道の通らない思い込みをしないように気をつけてください。あなたは自分の気持ちを表現する必要がありますが，攻撃された，あるいは，ひどい評価をされたと相手が感じないような方法で表現するといいでしょう。相手がリラックスしていて当たり障りのないときにポジティブな方法で話すと，建設的なフィードバックや新しいアイデアを受け入れてもらいやすくなります。

相手があなたのフィードバックの意味を理解できるよう，できるだけ根拠のある，事実に即したことを言ってください。相手が個人的な攻撃だと解釈しかねない否定的な意見を言うのではなく，改善に向けた目標と併せてフィードバックを与えましょう。変化を起せば何かが改善できることを相手に説明してください。懸念や問題を口にするだけでなく，解決策も提示するようにしましょう。相手が批判してくるときに耳を傾けるのは大変かもしれませんが，どのように苦言に対処したらいいか，お手本を示してあげてください。相手の言うことに積極的に耳を傾けましょう。ふたりの間で建設的な苦言が当たり前のことになれば，相手はあなたのフィードバックをもっと好意的に受け止めるかもしれません。

建設的なフィードバックを与えるその他の方法

- 相手の身になって考え，自分のフィードバックが相手にどのような影響を与えるか理解するよう心掛ける。
- 相手の生まれつきの特質や性格についてではなく，変えられる行動についてフィードバックする。
- 自分が目にした行動や経験した行動を説明することから始める。
- 行動全般ではなく，具体的な状況に焦点を合わせる。
- 非難めいた思い込みをするのではなく，相手との対話を受け入れる。
- 相手に立ち向かうのではなく，相手とともに問題や課題に立ち向かう。
- すべきことについて相手が自分で決定できるような方法でフィードバックを与える。そうすれば，最後までやり通す可能性が高くなる。
- 一度に取り組むことはひとつにする。やってもいないことをでっち上げたり，相手を厳しく罰したりしないこと。一度に多くを要求しすぎると，理解しづらくなって，果たすのが難しくなる。

　こうしたアイデアは，相手との問題を提起する上で幸先のよいスタートとなるはずです。ここでも，あなたと相手，そして，ふたりの関係は，どれも唯一無二であることを忘れないでください。物事へのオリジナルな対処法を試して，ふたりにとって最も上手くいく要素の組み合わせを見つけましょう。

コミュニケーションを改善する

　ふたりの間のコミュニケーションを改善し続けるためには，必要なことを頼んだり，積極的に耳を傾けたりするためのコツと併せて，話し合いを実りあるものにするためのルールを必ず用いてください。あなたを悩ませ，混乱させることや，ふたりで取り組む必要があることを相手に知らせるときは，建設的にフィードバックを与えて口論を解決するためのアドバイスをすることを必ず念頭に置いてください。さらに，次のヒントはコミュニケーションを円滑にするのに役立つでしょう。

- 詳しく正確な指示を与えながらも，できるだけ簡潔なものにする。必要な情報だけを与えること。
- 具体的な頼みごとを口頭で伝えるか，書いて伝える。それとなく言ったり，ほのめかしたりしないこと。
- 必要なときに，非難することなく，小休止したり，感情的なゆとりをもったりできるようにする。恨みが積もらないようにするため，再び話し合う時間を必ず設けること。
- 忍耐しつつも根気強くやる。懸念事項について相手が考えて対応する時間を与えること。
- 「私」を主語にする。自分がどのように感じるかを述べ，相手を非難しないようにする。「あなたはいつも作業の仕方がいい加減。また机の下を掃除しなかったでしょ。」ではなく，「机の下にほこりが溜まっているのを見るといい気持ちがしない」と言ってみること。自分自身の反応に責任をもつことで，ふたりの会話はもっと前向きで有益なものになる。
- 平静さを保つ。いつもの会話の声の大きさで話し合いをすること。深呼吸して歩み寄る。

　こうしたコミュニケーションややりとりの方法は，練習が必要です。けれども，その結果としてふたりの間に起こる変化は，あなたとパートナーに次第にいい影響をもたらすでしょう。考えや気持ちやニーズを伝える際にお互いに配慮するほど，どちらも大切にされていると感じ，もっとそうしたいと思うようになります。話し合いの内容が何であれ，相手についてポジティブなことを言

うように心がけ，敬意を払ってください。感情面の問題は，あなたが落ち着いて話し，相手が集中して聴けるように，できれば穏やかで当たり障りのないときに持ち出しましょう。

ワーク7.3
話し合いを実りあるものにする

　ときには，特に白熱しそうな話題については，会話をもっと実りのあるものにするためにルールに従うことが必要な場合があります。このワークでは，会話のルールを作成します。

1. 手始めに，コミュニケーションの一般的なヒントを活用します。白熱しそうな話し合いの際にふたりが従うルールを決めるため，お互いに同意できるものをパートナーと探します。
2. それらのルールに従って，何度か話し合いをしてみます。
3. どのルールが上手くいって，どのルールが上手くいかなかったか確認します。
4. ふたりの現実に合わせてルールを変更します。
5. それを「契約書」にして，相手とともに署名します。

　少なくともこれを試してみて，相手が拒否した場合は，自分が守るルールのリストを作るといいでしょう。結果はすぐに出ないかもしれませんが，柔軟性を持ち，試し続けてください。あなたの態度や行動が変われば，相手はネガティブな感じをあまり受けなくなり，頑なな姿勢を和らげるでしょう。

誤解

　あなたがはっきりとストレートに伝えない限り，パートナーはあなたのニーズややりとりに混乱するかもしれません。相手は，あなたから何か特定のことを求められているとわかっていても，それが何なのかはわからない場合があり

ます。不明な点があると，相手は，外の世界の厳しさから逃れる安全な避難所となるはずだった関係の中でさえ，不安を抱えることになりかねません。

　口頭による意思伝達のニュアンスは，ふたりの間のコミュニケーションに影響します。あなたは，自分の声の調子や皮肉によって自分の気持ちが相手に明確に伝わっていると思うかもしれません。けれども，相手は，声の調子や皮肉などのコミュニケーションの一部を理解できず，その結果，誤解が生じているかもしれないのです。私のところに来る定型発達者のジョーンは，レイが考古学の新しい知見について延々と話し続けるのにうんざりして，部屋を出て台所へ行きました。うんざりしているのが伝わったかと思って戻ったのに，彼は再び語り続けたのだそうです。

　不満なコミュニケーションのパターンについて怒りを煮えたぎらせるのではなく，気持ちよく感じられるパターンを作ろうと取り組めば，苦労は報われます。「どうして彼はわからないんでしょうね？」とジョーンは苛立って訊いてきます。セッションを通じて，レイは彼女が部屋を出て行ったのはもちろんわかるものの，言葉によらない彼女の行動の意味を汲み取ることができないのだということを彼女は理解しました。ジョーンは，特定の話題を聞き飽きたときには，きっぱりしながらも優しく相手に伝える，ということを学んだのです。ふたりだけで家で会話をするときには，彼女は相手の話をしばらく聞いてから，「それ，本当に面白いよね，レイ。だけど，もう別の話題に替えたいな」と優しく言います。外でほかの人たちといるときは，レイは，ジョーンに肩をしっかりつかまれて優しくキュッとされたら，語るのをやめるべきだとわかるようになったのです。

書き言葉によるコミュニケーション

　メモ，表，契約書，リスト，ルールを使って，アスペルガーのある相手に対して意思伝達の一部を構造化すると，同意した事柄を相手が忘れずに実行するのに役立ちます。そうした書き言葉によるコミュニケーションの一部については，相手と一緒に取り組む必要のある特定の領域とからめて，この本全体を通じて取り上げています。アスペルガーの人の多くに求めていることを明確に示すには，書き言葉による指示がいちばん上手くいきます。求めていることを文字にすれば，思い出させたり何度も言ったりせずに相手に覚えていてもらうの

にも役立ちます。

● メモ書き
　アスペルガーの人の中には，書くことが好きで，物語や詩やラブレターを書いたり，本を出したりしている人もいます。多くの当事者は書くことに苦労しますが，メモ書きや書き言葉で指示を受けると助けになります。日常のメモ書きとして，「鍵を忘れないこと」といったメモを玄関のドアに貼り付けておいた場合，しばらく経つと日常の光景となって目に留まらなくなる可能性があります。メモやリストは，インテリアの一部とならないように，確認のチェック印を入れる形にするといいでしょう。そうでなければ，相手が気づかなくならないように，場所を変えたり，新しいものにしたり，何らかの方法で目立たせたりすることが必要かもしれません。

● テキストメッセージやEメール
　どちらかにアスペルガーのある多くのカップルがあまり感情的にならずにコミュニケーションするには，テクノロジーが役立ちます。アスペルガーのパートナーが，テキストメッセージやEメールを使って，日中にあなたを気にかけていることを知らせるのもいいでしょう。
　また，テキストメッセージやEメールを使えば，相手が動揺する可能性のある変化について相手に心の準備を促すことができます。電話で伝えたり直に伝えたりすると，怒りや動揺など，相手の最初の反応に対処しなければならないリスクがあります。1時間遅くなって，あなたの方が相手より帰宅が遅くなることを電話で伝えた場合，相手は最初，怒って大声を上げて反応する可能性があります。同じように，あなたが家にいるものと思って帰宅し，あなたがまだ帰っていないと知ったら，パートナーは腹を立てて，その夜は引きこもるかもしれません。メモを残したとしても，彼は引きこもる形で反応し，あなたが帰宅するとパジャマ姿でコンピューターに向かっているでしょう。
　テキストメッセージやEメールを送れば，相手は家につく前に反応して自分を取り戻す時間がもてます。相手は，太字で「でもさ，6時に帰るって言ったよね!?」と返信してくるかもしれません。そのときは，感情を交えずに短い文で状況を説明し，夕飯を先に食べるように伝えるといいでしょう。ひょっとし

たら，ちょうどあなたが7時に帰宅する頃には，気を落ちつけて夕飯を温めていてくれることもあり得るのです。もちろん，帰宅が7時を過ぎれば，「約束を守る」ことにはならず，すべてが台無しになる可能性もあります。「夕飯，焦がしちゃった（/_;）。ピザか中華でも頼む？」のような簡単なテキストメッセージでも，最初の混乱や，夕飯が「いつも」と違うといった，期待が裏切られた感じを和らげられます。

　相手は，ネガティブな変化だけではなく，ポジティブな変化についても事前に知らせてもらう必要があるかもしれません。ある定型発達者はそのことを苦労して学びました。ある朝，パットの自転車が壊れたので，定型発達のパートナーのリーは彼女を駅まで車で送りました。その後でリーは，彼女が帰ってきて，いつもの置き場所に自転車があるのを見つけたらすごく喜ぶだろうし，いつものように乗って帰ってこられると考えたのです。それで，リーは自転車を修理して駅まで運び，パットが仕事帰りに電車から降りたときに見つけられるように置いておきました。ところが，パットは駅に着いて「壊れた」自転車を見るとパニックを起こし，ひどく動揺して怒りながらリーに電話をかけたのです。もちろん，自転車は修理済みだとリーが説明すると，パットは落ち着き，自転車で帰ってきました。「自転車，直しておいたから，駅に置いておくね（^^）」というような，ちょっとしたテキストメッセージを送っていたら，そうした状況にならず，動揺やパニックを防げたでしょう。

橋を架ける

　私たちのオフィスのひとつに橋の写真のポスターが貼られていて，それには「コミュニケーション：壁を築くのではなく，橋を架けよう」と書いてあります。アスペルガーの人は決まって次のようなシニカルなコメントをします。「定型っぽいよね」。

　最近『Psychology Today』に掲載された論文（Helgoe, 2010）は，ほとんどの人は外向的で社交好きだという神話が誤りであることを示しています。しかし，社交好きで外向的だというのは，恥ずかしがりで内向的であるよりいいことだと普通は考えられています。定型発達者がコミュニケーションの橋を架け

ようとする方法は通常，アイコンタクトや世間話で始まりますが，これはアスペルガーの人には簡単にできることではありません。社交スキルは重要ですが，アイコンタクトや雑談の量が違っても他者とつながることはできます。社交は，気象パターンについて延々と続く話にあなたが興味をもっていられないのと同じくらい，アスペルガーの人には大変な場合があることを理解しましょう。そうしたプレッシャーをなくせば，相手は自分なりの方法とペースで社交スキルを伸ばすことができます。

　そのため，誰かのコメントを聞くたびに，神経学的多様性を当たり前のこととして推進している私たちでさえ，そのポスターは，認められず，多数派の見解で評価されているように一部の人たちに感じさせかねないのだ，と痛感します。けれども，それはひとつの解釈に過ぎず，私たちが意図するところではありません。それでもポスターは，あらゆる人間関係，特に，親密な関係で真の理解の橋を築く努力を続ける必要性を思い出させてくれるので，貼ったままにしてあります。

重要なポイント

　あなたと相手が意思伝達ややりとりをする方法によって，お互いに大切にされていると感じるかどうかが違ってきます。ふたりの関係に求めるものは，当初，あなたや相手が自覚していたより，ずっと多いかもしれません。アスペルガーのパートナーに，ただサインを読み取って行動し，関わる方法を覚えてほしいと期待する人もいます。人間関係の暗黙のルール（隠れたカリキュラム）に注意を払うだけでカップルの片割れとしてすべきことに気づくのなら，相手はすでにわかっているはずです。多くのアスペルガーの人には，捉えにくい暗黙のサインや観察を通じて人間関係やコミュニケーションの重要なルールを理解する能力が欠けているのです。

　特定の方法で関わったりコミュニケーションしたりするためにプレッシャーをかけすぎると，極度のストレスとなり，相手が怒りで反応したり，ますます頑なになったり，引きこもったりしかねません。あなた自身やそのニーズを理解してもらうには，感情的に対応するのではなく，相手の合理的で論理的な心

に訴えるといいでしょう。ふたりの間のコミュニケーションのポジティブな面に焦点を合わせ，ネガティブな面はできるだけ折り合いをつけてください。お互いに納得がいくようにあなたの世界と相手の世界のつり合いが取れた状態を見つけるには，前向きな姿勢と敬意がどちらの側にも必要です。

　コミュニケーションの改善のために提示したヒントは，アスペルガーのパートナーとの関係で役立つでしょう。助けが必要であれば，求めてください。カップルカウンセリングでは，簡単に解決できない意見の不一致やコミュニケーション上の困難を解決するための情報がさらに得られます。あなたは理解やコミュニケーションに長けているため，相手よりもはるかに努力をしているように感じるかもしれません。けれども，互いに相手の観点に立って，やりとりやコミュニケーションを上手く行う方法を各自が学ぶにつれ，あなたの努力は報われるでしょう。

第8章

情緒的なつながり

優れた頭脳と善良な心の組み合わせはどんなときでも驚異的
だ。

——ネルソン・マンデラ

　では，アスペルガー症候群のある人と情緒的につながるにはどうしたらいい
のでしょうか。多くの場合，あなたのパートナーが四苦八苦しているのは，あ
なたが何よりも求めることを形にして維持することと主に関係しています。ふ
たりの情緒的なつながりは，曖昧で変化しないか，存在すらしないように思え
ることもあるでしょう。困難や誤解の原因の多くは，あなたと相手の感情の体
験の仕方の違いにあるかもしれません。
　アスペルガー症候群があると，自分や他人の感情を理解したり，感情を別の
視点で捉えたりすることが苦手な場合がよくあります。あなたと相手が反応し
て感情を表現する方法は，お互いにとてもわかりにくいこともあるでしょう。
けれども，強い情緒的なつながりを築く余地はまだあるのです。
　アスペルガーの人の中には，自分の周りの情緒的な状況に非常に上手く順応
できる人もいます。ほかの人は，ほとんど感情を見せません。感情を示さない
からといって，パートナーには感情がないと決めてかからないでください。
　ふたりの情緒的なつながりを難しくするものとして，トニー・アトウッドは，
一部のアスペルガーの人が感情を適切に表現できないことに言及しています
（Attwood, 1998）。彼らは，ほかの人たちが苦しみや悲しみを示している状況で
笑ってしまうこともあります。あなたのパートナーは，誰かの死や失業などに

ついて，「まあ，人生そんなもんだよ」とか「あの職場，嫌がってたじゃない」と言って，あなたの感情的な問題を些細なこととして扱うように見えるかもしれません。アトウッドは，現実的な意見を言ったり変わった反応をしたりしても，その人が冷たい，または精神的に病んでいるということにはならないと力説します。ジョン・エルダー・ロビソンは『眼を見なさい！　アスペルガーとともに生きる』（東京書籍）でそのことについて書いています（Robison, 2007）。彼は，誰かの死を耳にして笑ったことを書いていますが，それはおかしかったからではなく，本当のところは，亡くなったのが自分や知り合いではなかったことにホッとしたからだったのです。

　感情面での誤解によって，次第にふたりの距離が広がり，あなたは隔たりを感じて悲しくなることがあります。そうした情緒的なつながりは，お互いの反応を理解し，求めるものを見直し，感情面のニーズを満たせる可能性の高い方法で関わることをふたりとも学んだときに，築いたり，築き直したりできるのです。

感情の剥奪

　相手と一緒にいても，あるいは，特に相手と一緒にいるときに，あなたは寂しいと感じることがあるでしょうか？　一方にアスペルガーがあるパートナーシップに関するかなりの数の文献が，定型発達のパートナーの感情面へのネガティブな影響に焦点を合わせています。ニーズが満たされないと，心身ともにあなたの健康に悪影響が出かねません。人は多くの理由から，ニーズが満たされない関係に留まりますが，それはアスペルガー症候群や相手のせいにはできません。感情が奪われたようなるのを避け，感情の剥奪によって苦しんだ場合に対処するために，できることはたくさんあるのです。

情動剥奪障害
　一方または両方にアスペルガーがあるカップルの支援を専門に行っているイギリスのカップルカウンセラー，マクシーン・アストンは，カサンドラ症候群という言葉を作りました（Aston, 2009）。これは，情動剥奪障害（Affective

Deprivation Disorder：AfDD）とも呼ばれます。この障害は正式な診断名では
なく，情動の剥奪を指しますが，これについて一部の定型発達者は，アスペル
ガーの人と長年暮らした結果として考えます。報告されている症状には，不安，
抑うつ，自尊心の低下，混乱，怒り，罪悪感，自己喪失などがあります。理論
的に言えば，友人や家族から，パートナーについて「男ってそんなものよ」とか，
か，「男女同権を求めすぎ」，あるいは単に「あなたにそれほど気がないだけ」
と言われることで問題が複雑になることがあります。外部のサポートを受ける
ことなくパートナーの限界に突き当たり，孤独や寂しさを感じると，症状が出
て深刻化すると言われています。

　AfDD（専門用語のように聞こえますが，今のところ正式な診断名ではありま
せん）については論争があります。この障害では，カップル間の問題は主にア
スペルガーのある側に原因があるように見えますが，アスペルガーのある側が
悩んでいる問題は無視されているように思えます。彼らは，ときに非合理的に
見える定型発達のパートナーを懸命に喜ばせようとしているのです。アスペル
ガーのある側が，パートナーを喜ばせるために一生懸命やっているのに，と嘆
くことがありますが，自らの人格の核は変えられません。彼らは，定型発達者
の基準を満たせないと自己嫌悪に陥ります。パートナーシップの究極的な失敗
によって，アスペルガーの人の多くは，心を閉じ，関わりをもたないようにす
ることを選ぶのです。これによって，フラストレーションが怒りや抑うつに変
わることもあります。

寂しさを感じる

　メンタルヘルスの専門家は，アスペルガーの人と定型発達者とのパートナー
シップの問題は両者に原因があると解釈しています。どちらにも影響する共同
責任やネガティブな症状がそうした困難の中心に見つかることがあります。
　カップルの両者の感情の深さは，その「異種混合」の関係でのそれぞれの立
場と，それをどのように機能させるかについて教えてくれます。あなたやパー
トナーの大切な目標には，お互いの観点から気持ちを理解して，自分自身や相
手，そして，ふたりの関係をもっと十分に理解することがあります。人生や愛

のために懸命に努力する際には，お互いに理解しあって，生活や関係のネガティブな側面をなくすことに責任を取れるようになることが重要です。

　結局のところ，あなた自身の幸せに対する責任は，まずは，あなたにあるのです。もしあなたが，自尊心の低さ，混乱，怒り，罪悪感，抑うつ，不安などの情緒面や身体面の不調に悩んでいるのであれば，対処してください。友人や家族にサポートを求めたり，医師の診察を受けたり，カウンセラーに連絡を取ったりして，再び気分が良くなるように，できることは何でもしましょう。深刻な感情の剝奪を感じながら暮らしている場合は，個人的な目標や，ことによると関係自体を考え直す必要があります。それについては，第12章でお話しします。ここでは，相手ともっと親密な関係を築き，感情面のニーズを満たすことに取り組みましょう。

感情のやりとり

　本や映画では理想的なロマンスが描かれているので，一般的に以心伝心を期待します。けれども，実生活のパートナーシップでは，いつも相手の願いをわかっているというのは非現実的な期待だと誰もが知っています。共感力によって，多くの人は他人の考えや気持ちが比較的正確にわかることがよくあります。相手を知れば知るほど，予想の精度は高まるかもしれませんが，アスペルガーのある人は多くの場合，この点で問題を抱えています。

心の理論
　あなたが求めていることを相手が理解できていないと考えるのではなく，わかっているのに行動しないのだと考えると，どちらも心が乱れ，混乱しかねません。心理学者は，自分の考えや経験は他人とは違うという認識の発達について話すとき，心の理論に言及します。アスペルガーの人は，定型発達者と比べて心の理論があまり発達していません（Baron-Cohen, 2003）。あなたのパートナーには，あなたの感情面のニーズや意見が自分とは異なることは理解しづらいのかもしれません。あなたには簡単なことに聞こえるかもしれませんが，アスペルガーがあると，そうではないのです。

あなたには相手に共感する能力があるので，様々な状況で相手とのやりとりに必要なものがわかります。けれども，パートナーには，それができないことがあるのです。アスペルガーがあるために他人の視点で状況を見るのが難しいので，あなたのニーズはパートナーには理解しがたい場合があります。あなたのパートナーは知的で明確に考えを話せても，あなたの見解を理解できないことがあるでしょう。あくびやその場を離れるそぶりなど，言外のサインに注意を払いもせずに，自分が特に興味のあることを延々と話されると，あなたはパートナーを自己中心的だと解釈するかもしれません。相手の側からすれば，質問をされたので，あなたがもっと詳しく話してほしがっていると思ったのです。

お互いの理解

　あなたのパートナーはアスペルガー症候群があるため，合理的かつ論理的に物事を見ます。論理的に考えれば，相手は人生をともにしたくなければ，あなたと一緒にいないでしょう。そのため，ふたりの関係について掘り下げて対話をしたり，愛を言葉で伝えたりする必要はないように思えるのです。すでに一緒に暮らしたり時間を過ごしたりしているわけで，それは相手にとっては同じことを意味するからです。

　定型発達者の論理に従えば，相手があなたを愛していて大切に思っているなら，あなたの気持ちや考えや求めているものは伝えなくてもわかるはずだということになります。パートナーがあなたのやり方で愛を示してくれるのを待っていたら，たぶん，相手が深いつながりを示すのを見逃すでしょう。それは，当たり前で面白味のないことのように思えるからです。相手はあなたとは違った方法で感情的なつながりを持とうとすることが多いので，その努力はあなたにはわからないかもしれません。これまで，あなたが相手に求めることや，それを相手に効果的に伝える方法の見つけ方を探ってきました。相手が確実にわかるように，相手にわかってほしいと思うことは必ず伝えてください。

気持ちを理解する

　あなたのパートナーは，気持ちを表す言葉を持たず，身体の感覚と情緒的な感情の関連づけや区別ができないかもしれません。最近行ったカップルのセッションでは，特に緊迫した雰囲気となって黙り込んでしまったため，どのよう

に感じているかふたりに尋ねたところ，アスペルガーの女性は「肩が痛い」と答えました。彼女は，部屋の緊張感と肩甲骨の間の緊張との関連性がつかめなかったのです。

　アスペルガーのパートナーにとっては，感情そのものはそれほど大切でない場合があります。アスペルガーの人の多くは，感じていることを言葉で表現できず，感情を特定するのに苦労します。私の知っている定型発達者がやっていたように，毎日感情を分かち合えるように，気持ちを表す200の言葉のリストを相手に渡し，そこから選んでもらうようにしてもいいでしょう。そのカップルにはこれが大きく役立ち，アスペルガーの男性はようやく感情を分かち合えるようになったのです！　彼は毎日，感情のリストに目を通し，そのうち少なくとも1つか2つを見つけて彼女と分かち合いました。彼女はそれをとても喜びましたが，それは一時的な喜びでしかありませんでした。というのは，数カ月経っても，彼が毎日リストに目を通していたからです。

　そのカップルが私のところに来たとき，アスペルガーのある彼が次のように言いました。「彼女は僕にリストを見ないで感情を分かち合えるようになってほしがっているんですが，そうするには，リストを暗記するしかないんです。そうすべきなんでしょうか？」愛情を示す典型的な行為ではありませんが，それでも，それは彼の愛情の現れなのです。実際のところ，多くのアスペルガーの人はそうしたリストを暗記して「普通のふり」をしています。定型発達のパートナーと上手くやっていくことだけを目的としてそうしたことを行う彼らの努力は気づかれず，感謝されないことがよくあります。

　相手があなたに自分の気持ちを話すためにリストから言葉を選ぶ必要があるかもしれないと解釈するのは悪くない考えで，あなたに頼まれれば相手はやってくれるかもしれないのです。そうすれば，絆を強めて相手を理解できるようになるでしょう。けれども，相手側のつながりの感覚を強める必要はないかもしれません。200もの歴史上の出来事の日付や数学の公式のリストを覚えることが相手に愛情を示すことになるのだとしたら，あなたは覚えるでしょうか？

　もちろん，あなたのパートナーはあなたを気分悪くさせたくありませんし，自分自身のことではなおさらそうです。けれども，自分があなたの気分を害していると知りながらも，それに対して何をすればいいのかわからなければ，フラストレーションが溜まります。また，怒りや失望という形でネガティブな想

いが自分に向けられるのを避けたいとも思っています。相手はおそらく，あなたを喜ばせたいと思っているのに，どうやって喜ばせたらいいのかよくわからないでいるのでしょう。気持ちを，何らかの形で相手があなたのために実際に実行したり対処したりできるような，特定の要望やニーズに置き換えることを学ぶと助けになります。

　ギブアンドテイクの形で取り組まなくてはならないと，心から大切にされている感じが生まれない，と最初は次のように不満を言う人もいます。「私を大切にしているなら，教えなくたって，自分の興味のあることばかり話さずに私の話を聞いてくれるんじゃないでしょうか」。パートナーはあなたを大切に思っていて，それを示したいのです。だからこそ，難しく，自然にはできないことであっても，あなたのためにそれをやってみようとしてくれるかもしれません。

感情のニーズを満たす

　他人に共感してそのニーズを理解すると，多くの場合，人はつながりを感じ，大切にされている気がします。一般的に，定型発達者はアスペルガーの人よりも他人の見解をよく理解できますが，そのスキルによって間違った思い込みをすることもあります。たとえば，多くの人は気持ちが動揺したときに温かく抱きしめてもらいたがりますが，そうでない人も大勢いるのです。抱きしめてもらうのが好きな人は，実際に相手がそれで心和らぐかどうかにお構いなく，慰めるためにハグをする傾向があります。これが人間の理解の盲点なのです。自分自身の理解から出て，同じ状況で自分だったら欲するだろうと思うものではなく，本当に相手が欲しているものや必要としているものを与えるには，さらに深い思いやりが必要です。

　あなたのパートナーは，あなたがつながりを感じられなかったり，相手がつながりを見せようとするのに気づかなかったりしても，あなたと強くつながっていることがあります。あなたは自分が欲していることを，思っている以上にはっきりと示す必要があるかもしれませんが，ニーズを完全に明らかにしなければ相手が理解できない場合もあるのです。

もっとつながりを感じる

　理屈で話すと，相手とのつながりを強めて自分を理解してもらうことができます。あなたは何年も悲しさや傷ついた気持ちを表してきたのに，相手は自らの行動があなたをどれだけ悲しませ，傷つけているかについて，理解を示そうとしなかったかもしれません。感情は変わりやすく，客観的で合理的なパターンに沿わないため，アスペルガーがある人間にとっては，そうした感情は紛らわしく，訳がわからないように思えることがあります。パートナーは何年もあなたの説明を聞いてきて，何らかのとても重大な点であなたを失望させたことは理解していても，あなたが切望している感情的なつながりがふたりの関係で欠けていることは，あまりわかっていないかもしれません。

　それでも，特定の物事を行って，あなたがつながりを感じられるようにすることをパートナーは学べるのです。あなたが泣いていたらティッシュを差し出して隣に座るというような，自分にとっては重要とは思えないけれどもちょっとしたことなら，簡単に学べるし，あなたに気遣いを感じさせることができます。ほぼ確実に，相手はあなたを大切に思っていて，だからこそ，そうしたことを学ぶのはどちらにとっても無駄にはならないでしょう。「学ばなきゃならないなら，彼は本当には私のことを愛していないのよ」と，こぼす人もいます。けれども，実際には，学ぶ必要があるというのは，あなたに対する相手の愛情とは何の関係もないでしょう。相手は単に，あなたと同じ方法で愛し愛される必要がないと思っているだけかもしれません。それでも，あなたを愛しているので，相手はあなたが愛を感じられるようなことを一生懸命に学ぶでしょう。そのため，相手がそこに座ってあなたにティッシュを差し出すとき，相手は愛を感じます。それは，ティッシュを手渡したからではなく，あなたが気を落ち着かせて満ち足りたように見えたからで，その行為によってどちらも気持ち良くなれるのです。

　愛情やつながりをあなたに感じさせるものが具体的にわかれば，それに役立つちょっとしたことを喜んでやってくれる場合がほとんどです。あなたは次のようなことを頼むといいでしょう。

- 言葉による愛情や関心の表現
- 日中の電話やEメール

• カードや花やメモ

　日中にテキストメッセージを送ったりして，あなたに連絡を取ってつながるのは，あなたがその行為を合理的なニーズやアイデアに置き換えない限り，相手にとっては合理的な意味をなさないかもしれません。相手の論理的な観念に訴えるようにしましょう。ふたりの関係のシステムをスムーズに動かすために必要な作業を相手が理解できるようにしてあげてください。

ワーク8.1

ふたりの関係を築く

　このワークを行うと，お互いにつながりを表現して感じられるようになる明確な方法がいくつか見つかります。

1. 紙か3対5の寸法のインデックスカードを5枚以上使って，あなたが相手とのつながりを感じるために行っていることを書き出します。
2. 紙またはカードを追加して，つながりを感じるためにあなたが相手にしてほしいことを5つ以上書き出します。たとえば，帰宅時や外出時のあいさつや，褒め言葉，一緒に座ったり散歩したりすること，Eメールなどがあなたには必要かもしれません。
3. 相手があなたとのつながりを感じるために行っていることや，つながりを感じ，あなたのそばに気分よくいられるようにするためにあなたに求めることのリストを相手に作ってもらいます。
4. お互いのカードを見せ合って，各自の現在のつながり方の違いや，今後どのようにつながりを持ちたいかを話し合います。つながりや愛情を感じられるようにするために相手に行ってほしいことにマーカーを引きます。
5. 2つのビンか靴の空箱を用意し，1つをあなたが相手に続けてほしいことや始めてほしいこと用に，もう1つを相手があなたに続けてほしいことや始めてほしいこと用にして，カードを入れます。

6. 各自がビンまたは箱から1枚取り出し，毎週いくつか，ちょっとした
   ことをお互いのために行います。毎週これらのことを特定の数，自発
   的に行うことをルールにすると，ふたりの関係に柔軟性がなさすぎて
   自発性に欠けるという，よくある感じ方が変わるかもしれません。1
   週間に1つや2つを実行するのが簡単に思えたら，お互いの理想にで
   きるだけ近づくまで，愛情を示す行為の頻度を増やしてもかまいませ
   ん。まさかと思うでしょうが，やりすぎることもあり得るので，必要
   に応じて，相手の理想に忠実になって，変化を受け入れてください。

7. 愛情を感じさせてくれる行動とそれが必要な頻度は，一方にとって変
   わる可能性があります。定期的にリストを見直して，相手と波長を合
   わせていられるようにしてください。相手がカードに記入したがらな
   い場合でも，つながる方法について話し合い，あなたがつながりをもっ
   と感じられるようにする方法のリストを相手に渡すといいでしょう。
   あなたとの関係で相手が気分よくいられるように，してほしいことを
   必ず尋ねてください。

離ればなれに感じる

　あなたと相手のニーズが違い過ぎて，お互いが望むようには満たせないこと
もあるでしょう。それは，相手がふたりの関係を改善するために変化や行動を
起こせないということではありません。お互いにできることはまだたくさんあ
るのです。それぞれの感情的・身体的な資質やニーズが異なることが原因で問
題が生じているということを認識するのが初めの一歩となる場合もあります。
おそらく相手は，わざとあなたを傷つけたり拒絶したりしているわけではない
ので，自分の行動の解釈のされ方を悲しく思っているでしょう。

● ほかの人たちとつながる

　自分自身の興味あることを追い求め，楽しめる人生を創っていくことが大切
です。何もかも一緒に行わなくても，パートナーとの暮らしを楽しむことはで
きます。次のアイデアは，もっとバランスを取って，相手への依存を減らすの
に役立つでしょう。

- オンラインや地元で，アスペルガー当事者のパートナーに関連する問題を理解して重点的に取り組んでいるサポート団体の支援を求める。
- 家族，友人，専門家に連絡を取って支援を求める。スピリチュアルな団体や宗教的な団体が助けになる人もいる。
- 運動：散歩，ジョギング，ダンス，ジム。
- 友人たちと出かける：パートナーがやりたがらない活動を楽しむ。
- 本当に楽しめる創造的な気晴らしを見つける。
- マッサージ，ネイル，新しいセーターなどで自分を満足させる。
- 日記をつける。

　自分だけで出かけてほかの人たちとつながると，自信もつき，元気になります。ひとりの時間を楽しんでからパートナーのいる家に帰れば，再び一緒にいられることが，どちらにとってももっと面白く，元気の出るものとなるでしょう。あなたがもっと自立することで，アスペルガーのある相手は関係のプレッシャーを感じることが少なくなり，もっとあなたのためにエネルギーを得られるかもしれません。

寂しさと孤独
　アスペルガーのある多くの人にとって，独りになることは，感情面のエネルギーを充電するのに最も良い方法となります。アスペルガーがあると，長い間ひとりでいても充足できるのです。問題が起きかねないのは，ひとりになりたいという相手のニーズを，あなたがふたりの間の意思伝達として解釈するときです。アスペルガーの人がひとりになりたいときに伝えているメッセージは，参っていて，精神的にも感情的にも充電する時間が必要だということです。けれども，定型発達のパートナーは通常，「言外の意味を読み取り」，引きこもりを個人的に受け取るので，傷ついたり口論になったりすることがよくあります。
　ふたりの間で怒りなどが生じてあなたから離れる時間が必要なときと，ひとりの時間を過ごして精神的に休む必要があるときとの区別がつくように，あなたが相手を助けるのもいいでしょう。「本当に静けさが必要なんだ」といった，婉曲的な表現をあなたが考え出し，相手がひとりになる必要があるときや再びあなたに関わる準備ができたと感じるときに知らせてもらうこともできます。

相手がそれを言ったときは信用できます。あなたを気分良くさせるために相手が事実を曲げる可能性は低いでしょう。

　多くの外向的で社交的な人は、パートナーのひとりを楽しむ傾向を矯正しようとします。相手がひとりを好む性質を直す必要がないのは、誰かが社交活動を好むのを直す必要がないのと同じです。社交スキルや様々な状況で人に対応する能力はとても重要です。しかし、長時間ひとりでいるのは、アスペルガーの人がリラックスして充電するひとつの方法なのです。

　他人と関わると疲労困憊するため、あるカップルは、アスペルガーのある彼が居間での友人たちとの会話から抜けたくなったら、近くの引き出しに入っている物理の教科書を取り出し、読書を楽しんでリラックスしてもいいことにしました。彼らの友人たちは、彼にはときどきそうすることが必要なのを理解していて、当てつけだと思うべきではないとわかっています。こうすれば、彼は部屋を出て行かなくてもいいのです。友人たちは彼と一緒にいるのが大好きです。変わったところも含めて。そういった思い切った取り決めは、ほとんどの人は承知しないでしょうが、このカップルでは上手くいっています。非難したり怒ったりしてストレスをさらに与えるのではなく、相手のひとりになる必要性を考慮に入れてリフレッシュしてもらう方法は見つけられるのです。

　こうした時間に拒絶や見捨てられ感を減らすひとつの方法は、ひとりの時間でも相手があなたに愛情を伝えるためにしてほしいことのリストを作ることです。このリストには、当然、何らかの形で一緒にいる時間を過ごすとか、ひとりでいたいという感情面のニーズを妨げるような接触は含めるべきではありません。それでも相手は、自分自身を大切にしながらも、あなたがつながりを感じられるように、ちょっとしたことをできるでしょう。リストに載せる例としては、短いショートメッセージであなたを思っていることを知らせてもらうとか、帰宅途中であなたが好きな中華料理を買ってきてもらうなどが挙げられます。相手のニーズを偏った判断をせずにサポートすることで、相手もそのお返しに、あなたに同じようにしてくれるでしょう。

重要なポイント

アスペルガー症候群の神経学的な脳の配線によって，あなたのパートナーは，感情面のギブアンドテイクを理解するのが苦手な場合があります。相手は何度言われてもあなたのニーズやその満たし方が理解できないことがあるので，あなたの感情面のニーズに応えることは問題になりかねないのです。相手は感情を頭で捉えていて，必死で自分自身のニーズに対処しようとしているのかもしれません。ときに，パートナーの感情面の反応は愛情があるというより冷たく，よそよそしく思えることもあります。相手は，感情をあなたのように感じているのではなく，論理的に理解している場合があるので，誤解が生じる可能性があります。

定型発達者が求めるような感情的なつながりを築こうと努力するのは，相手には気が遠くなるようなことかもしれませんし，かなりのストレスとなります。一方，あなたにとって本当に大切なときに，アスペルガーがあることを理由に相手が安全地帯から出ようとしないのは，フェアではないでしょう。あなたも相手も，感情を，それを感じる人の視点で理解することが必要です。感情に善悪をつける必要はありません。何かを感じるなら，それを感じるだけです。感情は注意を必要としています。

パートナーにはあなたの感情面のニーズを満たすのはとても難しいかもしれませんが，相手の限界によって感情が奪われたような状態に陥らないようにしてください。ふたりのつながりを強めて親密さを築く際に，お互いの感情の価値や意図を理解するには，あなたや相手がお互いの感情を新しい視点で見ることが必要かもしれません。

第9章

セックスと親密さ

私に触れるにはふたつの方法がある。キスするやり方と想像
力を使うやり方。だけど，それには順序がある。キスだけで
は触れられない。

——アナイス・ニン

　どちらかにアスペルガー症候群があるカップルでも，満足のいく性関係を楽
しむことができます。カナダの心理学者，イザベル・エノーによると，アスペ
ルガーの人の性的な関心，問題，多様性は一般人と同じであることがわかって
います（Hénault, 2006）。成人当事者のセックスへの関心の強さや程度は，定
型発達者のように多様だと考えられます。

　多くの定型発達の成人は，ポジティブな性関係をもつために，つながりや親
密さの感情を必要とします。多くの成人にとっては，親密さを築くには感情的
なつながりが大切です。気持ちや肉体的な親密さに気を配るのは，あなたのパー
トナーが自然に行うことではないので，あなたはまるで，相手に大切にされて
いない，あるいは，愛されていないかのように感じるかもしれません。ときに
は，性的なニーズは満たされても親密さのニーズは満たされないことがあり，
セックスが親密さに左右される場合には，これらのニーズのどちらも満たされ
ません。けれども，そうしたことも変えられるのです。

親密なつながりを築く

　親密なコミュニケーションには，言葉によらない多くの身振りや合図に加えて，感情や本音を分かち合うことが含まれます。アスペルガーのあるパートナーは，親密なつながりのために定型発達者が必要とする，情を通い合わせるコミュニケーションが苦手な場合があります。

　この件に関して問題があることからカップルセラピーを受け始める定型発達者は，多くの場合，性関係をもつ頻度を増やすだけでなく，関係全体をもっと親密にしたいと思っています。そうした人たちは，夜にふたりで座って日中のことを話すなど，もっと一緒に時間を過ごすことをパートナーに望んでいます。また，楽しみや喜びを与えるようなやり方で触れることを学んでほしいとも思っています。パートナーには，耳を傾け，どうすれば気持ち良く感じさせられるのか，セックスの前後や最中にどうしてほしがっているのかに注意を払ってほしいのです。

ロマンス

　おそらくあなたのパートナーは，最初はとてもロマンチックに見えたのではないでしょうか。これはよくあることで，特に一部のアスペルガーの人は，ほかの当事者よりも感情を理解する能力が生まれつき高いようです。社交上の過去の経験や理解によっても，親密さや性的関心が違ってきます。本や映画やテレビ番組などからパートナーシップについて学ぶのも，役立つことがあるでしょう。ジェイソンは，歌を通じてロマンチックにする方法を学びました。しかし，それでは，長期的に親密な関係を築く方法をわかっている大人にはなれないでしょう。大半の定型発達者は，ロマンスが続くことだけでなく，もっと親密さを深めることも求めているのです。

親密さ

　親密さとは肉体による愛情行為だけを指すのではありませんし，肉体による愛情行為はセックスだけを指すのではありません。さらに，親密な関係におけるセックスは，肉体による愛情行為だけから生まれるのでもありません。多く

の人は，セックスを何よりも楽しめるものにするために，感情的なつながりも必要としているのです。親密さには，希望，信頼，夢，身体的な愛情，そしてセックスが含まれます。セックスは関係の親密さには重要ですが，その一部でしかありません。

　どのカップルも，自分たちにとって親密さが意味するものについて独自の考えをもっています。そうした考えは，両者によってつくられます。それは，お互いに接近して関係が育つ際に，ふたりが成長してつくり上げる共通の現実の一部となります。手をつないで散歩することや，お茶を飲みながら話すこと，あるいはセックスすることが親密さに含まれるという人もいます。アスペルガーのパートナーは，これまで親密さを定義することなど考えたこともないかもしれず，その概念があいまいな場合があります。パートナーは，親密さにおける隠れたカリキュラムやあなたから求められているものについて，言外のサインを理解する上であなたの助言を当てにしているかもしれません。そうした助言をすれば，相手は次第にあなたが求めている方向へと動けるようになり，閉じこもらなくなる可能性があります。

● アスペルガーがどんな妨げになっているか

　アスペルガーによって関係が複雑になっていない場合でも，セックスや親密さによって大きな問題が生じかねません。アスペルガーの成人は，親密さや性行為の理解が遅い場合があります。パートナーはアスペルガー症候群の特性によって社交上の関係のルールが理解しづらいので，親密さやセックスについてのあなたのニーズを理解する能力にも影響が出るでしょう。

　ひとつのことに集中しがちで柔軟性がなく，ルーチンを必要とするパートナーの傾向は，ふたりの親密さや性的関係に多くの点で影響しかねません。そうした特質はときに，親密さの邪魔となることがあります。相手があまりに多くの時間をコンピューターに費やすために，セックスや触れ合いによるつながりの余地がなくなる場合などです。また，あるときには，親密さやセックス自体が執着となったり，簡単には変えられないルーチンに発展したりして，問題が生じることもあります。

　トニー・アトウッドが指摘しているように，アスペルガーの人の感受性の多様さは性行為にも影響することがあります（Attwood, 2007a）。感受性がなさす

ぎると，十分な喜びを感じるために必要な刺激を得る上で問題が生じかねません。セックスの体験や，特定の触れられ方や身体の特定の箇所を押されることに過剰に敏感な場合もあります。たとえば，あなたのパートナーは，リラックスして長時間ベッドの上で寄り添うのを楽しむことはできないかもしれません。

　身体の匂いはどちらにとっても問題になることがあります。たとえば，ムッとするような体臭はどちらかがとても不快に感じてセックスを続けられなくなるかもしれません。特定の匂いや触り方や音に相手がどうしても耐えられないこともあります。同じように，ぴったり合うボディーローションや音楽があれば，あなたや相手はセックスするムードが高まるかもしれません。特定の感じやすさがあれば，直接触れ合うことに心地よさを感じる場合もあります。

　相手の特定の過敏さを知り，それを完全に受け入れることは，大切な思いやりです。これは，触れることのできない箇所が身体にある，または，特定の触り方ができないということかもしれません。相手の好みをよく聴きましょう。しっかりと触れられるのを好むこともあれば，フワッと触られたり指を動かされたりするのが耐えられないこともあります。特定の触れ方に特定のときしか耐えられないことや，まったく耐えられないこともあるでしょう。あなたが気持ちよく感じる触れ方でも，相手にとっては気持ちいいものではないかもしれないのです。これに関しては，人それぞれです。

　対処法は，ニーズやそれがふたりの間でどのように満たされるか，あるいは満たされないかに応じて，カップルによって違ってくるでしょう。自分の期待していることや欲するものをできるだけ明確にして，それについて相手と話し合ってください。セックスや親密さについてルールや方針をふたりで作ると，直面している進行中の問題の一部を埋め合わせるのに役立つでしょう。

　特に考慮すべきこととして，何がよいか探ったり必要な変化を起こしたりする際には，少しずつ行うことが挙げられます。忘れてはならないのは，絶えずルーチンを変えることをふたりのルーチンの一部として相手が受け入れられる場合を除けば，これらの行為もルーチンになるということです。多くのアスペルガーの人はルールをまじめに受け止める傾向があるため，性行為の際に問題が生じることがあります。その場合，相手は厳密なルールやスケジュールを忠実に守ろうとし，ルーチンの一部となるように，セックスや愛情を示す行為をスケジュール通りにやろうとするでしょう。

親密さのニーズ

　あなたはここでもまた，ふたりの関係に自然さやロマンスが欠けていて，何らかの形で親密さを築けるように自分が計画したり率先して行ったりしなければならないことに，悲しさや怒りを感じるかもしれません。けれども，そうすることで少なくとも，物事をふたりの間に起こすことができ，それはもっと満足のいく新しいパターンとなる可能性があるでしょう。感情が奪われたように感じるままでいるよりも親密さのニーズを満たそうと努力する方が，求めることの一部を実現でき，自分が空っぽになったように感じず，ある程度大切にされていると感じられるようになることがあります。

ワーク9.1

親密さを強める

　このワークを行うと，相手との親密なつながりをもっと感じられるようにするために，ふたりの関係でもっと必要なことに焦点を合わせられます。

1. あなたが親密さを表すと思う活動のリストを作ります。例として，一緒に散歩する，抱きしめる，花を贈る，「愛してる」などの特定の言葉を言う，日中に電話する，一緒に本を読む，などが挙げられます。

2. 相手とリストについて話し合い，相手の考えを取り入れて，ふたりの間の親密なつながりを強めるためにお互いができることを考え出します。あなたが求めていることや，それに応えるにはどうするのがいちばんいいかについて，相手が理解できるようにしてください。帰宅時にハグをしてもらうなど，自分が必要なことを具体的な言葉で相手に頼みましょう。もしかしたら，あなたが喜ぶことを相手はすでにやってくれているかもしれません。必ず感謝を示して，それを続けてくれるように頼んでみてください。

3. あなたとパートナーがお互いに同意している行為をひとつずつ3対5の寸法のインデックスカードか紙に書き，輪ゴムでまとめて置いておきます。

4．定期的にカードの束から1枚を適当に選んでお互いに渡すことを，ふたりの目標やルールにします。後で頻度を増やしてもかまいませんが，最初は少しずつにしてください。相手を困らせないようにしながら，自分が必要なものをもっと手に入れることに焦点を合わせましょう。新しいパターンは通常，時間をかけてじっくりと築き上げる必要があります。相手があなたにしてほしいことをするのも忘れないようにしましょう。

　このワークを形式ばったものにしたくない場合は，ただリストを作って自分が求めるものを相手に知らせるだけでもかまいません。その場合は，リストにあることをしてほしいと，毎日相手に知らせる必要があるかもしれません。カードを使ってこのワークをやるのを好むカップルもいます。それは，カードを使うと，その課題が自分から少し離れ，率先して親密さを育む責任感を相手に持たせられるからです。時間をかければ，これはとても楽しく刺激的なルーチンになる可能性があるでしょう。

満足のいく性関係

　ジャンとブレーズがセックスを楽しんでから半年以上が過ぎていました。定型発達のジャンは次のように聞きました。「私たち，またセックスする？」それに対するブレーズの答えは，「するだろうと思うよ」というものでした。
　このちょっとしたやりとりも見解の違いを示しています。定型発達のジャンは欲求や希望を表しているのに対し，アスペルガーのあるブレーズは，それについて考えているのです。パートナーと感情面のつながりを築くには，会話をしたり，お互いのためにちょっとしたことをしたりする以上のことが必要です。また，それについて考えるだけでも不十分です。そうした要素はどれも，親密さを築くプロセスでは重要ですが，ほとんどの成人はさらに深く，肉体的な親密さも求めます。
　性的関心は普通にあっても，アスペルガーの成人がセックスを目的にパート

ナーを探そうとすることはあまりありません。これはとても魅力的な性質となることが多く，アスペルガーの男性に恋した理由のひとつだと多くの定型発達の女性が言っています。あなたのアスペルガーのパートナーは，最初に会ったとき，とても紳士だったのではないでしょうか。多くの女性は，自分のことを性的対象ではなく人間として扱って敬意を払ってくれる男性を評価するものです。

肉体的な愛情

　あなたのアスペルガーのパートナーは，とても愛情深いこともあれば，肉体を通じた愛情の交換を心地良く感じないことや，まったくできないこともあるでしょう。そうしてあからさまに拒絶されると，定型発達者はとても気分悪くなることがありますが，決してあなたを拒絶しているわけではありません。相手は，特定の触れられ方に性欲をかきたてられたり楽しんだりできず，それが不快なものに思えて，どうしても耐えられないのかもしれません。どんな触れ方なら大丈夫か，パートナーと探ってみてください。これから触られるとわかれば，心の準備ができて，不快さを味わいにくくなることもあります。肉体的な愛情を自分から示さないのは，通常，あなたへの愛情がないからではありません。

●言葉によらないコミュニケーションとしてのセックスと愛情

　セックスと愛情は言葉によらないコミュニケーションの代表で，アスペルガーの成人の中には，特に上手くいっていると感じている人もいます。彼らは肉体的なつながりを通じて，感情や不和にとらわれることなく愛情を示せるのです。アスペルガー成人当事者の中には，言葉によらずに愛を与えられる能力によってスキンシップがとれる人もいて，それは多くのカップルにとってとても良いことです。たいていのアスペルガーの成人は，愛情をあまり示さず，示す愛情の強さも望ましくない傾向があります。強すぎるか，全然示さないかのどちらかになるでしょう。

　セックスや愛情の非言語的な側面の問題も，アスペルガーのパートナーを肉体的な親密さに進みにくくしていることがあります。したい気分かどうかについてあなたが送る言外のサインは，見逃されたり誤解されたりしかねません。アスペルガーのある相手には，セックスを求める言外のサインと，愛情を求め

るほのめかしの違いを見極めるのは相当難しいでしょう。相手は実用的な傾向があるので，いちゃつきやムードを高めるような振る舞いなどの「隠れた性的カリキュラム」を理解するよりも，セックスの特定のテクニックを覚える方が早いかもしれません。あなたが一緒に取り組めば，相手はそのどちらも覚えられるでしょう。

性欲と好みの違い

　中でもセックスの欲求は，タイミングやムード，エネルギーレベル，変化の必要性によって違ってきます。カップルが性関係をもつ頻度は，通常，1日1回以上から数カ月に1回以下となります。どのカップルも，お互いが満足できるような回数や質を決めることが必要です。

　性欲とは，性的なエネルギーや欲求のことです。性欲の強さはみな違います。多くの人や一部のアスペルガーの人は，セックスの頻度を基に，関係が上手くいっているかどうかを判断しますが，それが親密さを計る具体的な方法だからです。性関係は，性欲に関して言えば，お互いのエネルギーレベルが同じときに最も起こりやすくなります。あなたも相手も性欲があまりなければ，それほどセックスをしないでしょうが，どちらもそれを気にすることはないでしょう。

　私のところに来るカップルでは，性関係がスムーズにいっていることはめったにありません。多くの場合，お互いにとって都合のいい妥協点を見つける必要があります。これは，性欲が弱い方が自分の好みより少しだけその気になり，性欲の強い方は，相手にプレッシャーがかからないように性欲を抑えなければならないということです。一般的に，アスペルガーの人は定型発達者よりも少ない頻度の性行為で満足できるようですが (Hénault, 2006)，この領域ではもっと研究が必要です。

　性的な好みや性欲について伝えるには，ふたりの間のほかの問題と同じように，この領域の問題を解決しようという意図をもって話し，耳を傾けて聴くことが必要です。ふたりがセックスから得たいものと，それにもっと喜びを感じる方法に焦点を合わせましょう。あなたも相手も充実した人生を送るのに値するのです。カップルとして問題を解決できない場合は，カウンセリングを受けることを考えてみてください。

ワーク9.2

ふたりの性関係を改善する

1. 3つのリストを作ってパートナーに見せます。1つはセックスに関して相手がしてくれることであなたの好きなこと，1つはセックスに関してあなたが相手にしてほしいこと，最後の1つはあなたが特に楽しんでいないことです。求めることを具体的にして，セックスの前後や最中に望む行為を含めてください（たとえば，前戯がもっと多い方がいいか少ない方がいいか，特定のセックスの体位に好き嫌いはあるか，セックスの後で抱きしめていてほしいか，しばらく話をしていたいか，それともすぐに寝たいか，など）。

2. できれば相手にも同じように考えを話してもらい，リストを作ってもらって，セックスに関する相手の希望や好みやニーズにあなたも合わせられるようにします。相手はセックスの特定の側面を行うことについて，プレッシャーを感じたり不快に感じていたりするかもしれません。ほかの領域と同じく，求めていることやニーズが相いれない場合は，どちらも性関係を楽しめるように，お互いに歩み寄ることが必要でしょう。

　性的困難には注意を払い，セックスの話題がふたりの間でタブーにならないようにしてください。自分が求めるものや期待するものをはっきりさせるのに役立つような，セックスについての簡単な本を買ってみましょう。それをふたりで読んで，様々な問題や触れ方についてお互いにどう感じるか，話し合ってやってみるのが理想的です。それでもまだセックスについて話しづらい場合は，その本を会話のきっかけにしたり，そうした話し合いの相談に乗ってくれるメンタルヘルスカウンセラーに助けを求めたりするといいでしょう。

　ほとんどの親密な関係では，満足のいく性生活が重要です。著名な人間関係の専門家，ジョン・ゴットマンは『結婚生活を成功させる七つの原則』（第三文明社）の中で，「幸せな性生活を送っているカップルの大きな特徴は，セックスを親密さの表現として見ながらも，ニーズや欲求の違いを個人的に受け取らな

いことだ」（Gottman and Silver, 1999, 203）と言っています。セックスの際の相手に対する自分の反応や感度を改善するのはひとりでも取り組めますが，性的・肉体的な親密さのニーズは，ふたりで話し合って取り組んだときに最もよく満たされます。それは，カップルは通常，性的な問題にふたりで十分に取り組めるようになる前に，ふたりの間のほかの問題に取り組む必要があり，セックスはふたりが歩み寄る最後の領域となることが多いからです。

● マスターベーション

　マスターベーションはよく行われている自然なことです。頻繁にマスターベーションをする人もいれば，まったくしたがらない人もいます。マスターベーションは，セックスの務めやその全プロセスを伴わずにストレスや性的興奮をすばやく緩和できる方法です。パートナーと離れているときや相手が病気のとき，また，ふたりの間の性欲の違いをある程度解消するためにマスターベーションする人もいます。マスターベーションは，セックスの最中に行ったり，どちらかの自尊心を損ねたりする場合には，ふたりの関係に悪影響を及ぼす可能性があります。関係が十分に上手くいっていれば，どちらもマスターベーションの必要性を感じないように思うこともあるでしょう。一緒にマスターベーションを楽しむカップルもいます。何らかの形でふたりの関係や相手の妨げにならない限り，マスターベーションは問題ありません。

● ポルノ

　ポルノはOKというカップルもいますが，ポルノを観ることで関係が壊れるカップルもいます。ポルノを侮辱的で下品なもので，一種の浮気だと考える女性は多いですが，それを楽しむ女性もいます。多くの男性は，パートナーの怒りをあまり理解できないようで，ポルノを観るときに自分が相手を裏切っているとは思いません。アスペルガーの人にとって，マスターベーションやポルノは，複雑な性関係をもたずに性欲を満足させ，ストレスを緩和できる方法です。ポルノに対するあなた自身の見解や感情によって，パートナーがポルノを観ているのを発見したときに，様々な感情が呼び起こされるかもしれません。

　観すぎや異常なまでに関心を示すなど，ポルノを不健全な形で利用する人もいます。これは，ふたりの間の親密さや性的満足感を妨げるおそれがあります。

アスペルガーのパートナーがポルノを観すぎている場合，ポルノを観てもかまわないとどこかで学んだ可能性があります。相手にそうしてほしくなければ，直接そう言うことが必要かもしれません。相手がポルノを観るのが害になると考えられるのは，ポルノを観ながらあなたとセックスをしたがる場合や何らかの形でふたりの関係に支障が出た場合，または，証拠があるのに観ていないと言う，それについて話し合うのを拒む，この問題についてのあなたの気持ちに関心がない，などの場合です。

　この問題について，白黒つけたり非難したりせずに，正直に話し合うことから始めましょう。相手は自分がポルノを観ることがあなたに与える影響について考えたことがないのかもしれませんし，話し合うことで理解できるようになる可能性もあります。あなたは妥協点を見つけられるでしょうか？　それとも，ポルノは許せないことでしょうか？　心を広くもちながらも，大目に見られることと我慢できないことについて，相手に正直になってください。ポルノについての不信感や怒りによって，ふたりの関係が壊れかねないのです。パートナーはあなたが歩み寄ったり妥協できなかったりするのを受け入れられるでしょうか？

●浮気

　アスペルガー症候群の多くの成人は，ルールにしばられ，セックスや親密さをほかの関係に求めることはしない傾向があります。浮気を毅然として認めない一対一の関係という周知のルールに従うだけでなく，相手に関わって喜ばせようとすることで精一杯なのです。私がこれまでに会ったアスペルガー成人当事者の中には，やや世間知らずに見え，パートナーや他人の浮気に気づきそうにない人もいました。この領域について，信頼と親密な関係の境界を保つには，直接的で具体的なコミュニケーションが必要なことがあります。けれども，あなたのパートナーはおそらく，これ以上問題は起きてほしくないでしょうし，別の相手を求めて期待を裏切ったり自分を変えたりしたくないでしょう。

　私のところに助けを求めてやって来る定型発達者の中には，アスペルガーのあるパートナーとの関係に欠けているものを見つけるために浮気をしようかと考えていると明かす人もいます。そうした人たちは通常，まだパートナーを愛していますが，その関係が耐え難いので，逃れる手段だけでなく，自分が切望する感情的なつながりを与えてくれる相手を求めるのです。ときには，浮気を

したり浮気をしてやると脅したりすれば，相手が立ち上がってふたりの関係のために闘い，もっと愛情深くなってくれて，つながりを感じられるようになるのではないかと期待します。けれども，アスペルガーのパートナーはあきらめて，感情的なつながりからさらに身を引く可能性が高いでしょう。相手とつながりたければ，この戦略では目的を果たせそうにありません。そして，あなたが相手とつながりを築くことに取り組みたいと思わなければ，たぶん，完全に踏ん切りをつけるときでしょう。ふたりの関係が上手くいっていないときにすべきことについては，第12章で重点的に取り組みます。

信頼

お互いを近くに感じられるようになるには，信頼し合えることが必要です。アスペルガー症候群があると親密なつながりを信頼できないことがしばしばありますが，それは長年，誤解を受け，拒絶されてきたからです。そうした相手があなたを信頼するようになれば，絆はとても強いものになるでしょう。あなたのパートナーは，不誠実さや献身のなさを少しでも感じると，信頼が揺らぐことがあります。『恋する宇宙』(Mayer, 2009) という映画は，アスペルガーの青年と隣に住む女性との関係を描いています。あるとき，主人公のアダムは，彼女があることを知っていながら自分に話してくれなかったことを知り，パニックを起こします。それは彼にとって，ふたりの関係が終わってしまいそうになるほど，あまりに大きな裏切りだったのです。コミュニケーションでは正直さが何よりも重要です。

重要なポイント

感情的なつながりに関して，相手が必要とすることや楽しいと感じることは自分と同じだろうと思い込まないでください。多くの定型発達の成人は，気まずいときやつながりを感じられないときにはセックスをしたがりません。あなたにとって親密さがどのようにセックスと関連しているのか，パートナーが理解できるようにしてあげてください。ふたりの間の感情面や性的な親密さを強めることについて，特定の具体的な目標を立てて取り組むといいでしょう。相

手の好き嫌いを知り，あなたの好き嫌いもわかりやすく明確に伝えてください。ふたりの関係のほかの側面と同じように，一方が満足しなければ，どちらにとっても問題となります。

　親密さも，あなたがリードする必要がある領域かもしれません。一部のアスペルガーの成人は，感情的・肉体的な親密さを強めることを追求するのに苦心することがあります。ふたりの関係でのあなたの強みに加えて，寛容さや信頼，上手なコミュニケーション，献身があなたには必要です。相手は，あなたが相手の要望や欲求を考慮する必要があるように，同じくそうすることを覚える必要があるでしょう。ふたりのシステムのこの部分は，最も予想がつきにくく，理解しがたいことのひとつです。そのため，アスペルガーのある相手が舵取りをするよりも，あなたがやった方が楽にいくでしょう。

　これまで，ふたりの関係の最も重要な側面の多くについて取り組み，考えてきました。あなたが十分に満足し，あるいは，満足できるのだという希望をもち，これからもコミュニケーションとパートナーシップを通じて，歩み寄り，取り組み，つながりを強めることを願います。ふたりの間で親密さとセックスを優先事項にするには，時間と労力が必要です。

第10章
ふたりで子育て

多様性には美しさがあり，強さがあるということを，そろそろ親が早い時期に子どもたちに教えるべきだ。

——マヤ・アンジェロウ

　多くのアスペルガー症候群の成人は，ゆくゆくは子どもを欲しがるようになります。子育てのすべての側面はここでは取り上げられないので，この章では，アスペルガーのパートナーと子育てをする際に起こる問題について，課題や解決策を主に取り扱います。カップルが助言を求めてやって来た際，私は，敵ではなく，同じチームのメンバーとして取り組むことを忘れてはならない，と力説することがよくあります。これは，関係のほかの領域と同じく，子育てにも当てはまります。

　素晴らしい親になるアスペルガー成人当事者もいますが，アスペルガーの核となる特徴のいくつかが原因となって，子育ての際に大きな問題を抱える人もいます。子育てには，親と子の間に強い感情的な結びつきが必要です。親は，感情的・経済的なサポートをするほか，愛情のこもった世話，しつけ，助言，保護，理解を行います。ほかの領域で上手くやっていけても，必ずしもいい親になれるわけではありません。

子どもをもつ

　多くの場合，子どもをもつことは親密な関係の延長です。アスペルガーがない場合，関心の対象は変わるのが普通で，少なくとも最初のうちは，主に子どもが関心の的になります。アスペルガーのない側はパートナーに，子どもに対する深い想いと子どもの成長や発達への関心を理解してほしいと思うことがよくあります。アスペルガーのある親はそのようにはならないことがありますが，それは，これまでと変わらず，自分の考えやニーズが興味の中心だからです。

　無力な子どもの人生に対して両親に新たな責任がのしかかることで，ふたりの認識の違いから起こる困難の一部が浮き彫りになることがあります。ふたりの間の責任のほかの側面と同じように，アスペルガーのない側が子育ての責務のほとんどを引き受けている場合がよくあります。アスペルガーがあると，赤ん坊の言葉によらない合図を理解できない，あるいは，自分の役割や責任が具体的に何なのかわからないなど，比較的弱い部分によって，親として能力がないように見えるかもしれません。

　子どもができると，責任の不平等はさらに大きくなりかねません。出来上がったパターンを変えるのはとても難しくなりがちです。できれば，妊娠した時点から，求めることについて話し，一緒に子育て本を読み，出産のための一般的な準備をして，パートナーを子育てに参加させてください。物事が一度ルーチンとして定着してしまうと変えるのが大変になることがあるので，最初から成り行き任せにしないようにしましょう。

母親にアスペルガーがある場合

　母親の方にアスペルガーがある場合，アスペルガーの男性よりも，家族の生活の社会的・情緒的な面に対処するために多くのプレッシャーを感じるかもしれません。私が知っているアスペルガーのあるお母さんたちは，普通の母親が自然と直感でわかるような問題の一部を理解するのに，人一倍の努力が必要なことがよくあります。母親でも父親でも，アスペルガーがあると，自分の子どもを理解するのにひどく苦労することがありますが，母親の方が理解力や共感力が高いことが多いようです。通常，男女ともに自分の子どもを愛し，できる

限りの子育てをしようと，苦手な領域を克服すべく懸命に努力します。

子育てをする

　子どもたちは言いつけに従いません。人間関係のほかの行動と同じように，私たちは自分自身の経験や，テレビや本や映画から子育てを学びます。そうしたお手本は，カップルが採り入れる親の役割のタイプや，ふたりでの子育て方法に影響する可能性があります。生まれつき子どもを世話する才能がある人も中にはいます。

アスペルガーがあると子育てがどのように難しくなるのか

　アスペルガーのある親が子育てをする際には，多くの問題が生じることがあります。中には，子どもとのやりとりや関わりに苦労する人もいます。親はしばしば，子どもの表情を読み取って，喜び，怖れ，苦悩，眠気，悲しみなどの感情を理解して，それに対処しなければなりません。ほとんどの親，特に母親は，通常，子どもからの信号にとても敏感です。アスペルガーのパートナーは，子どもたちと隔たりがあり，寡黙で淡々としているように見えるかもしれません。私のクリニックに来る，ある離婚歴のある女性は，週に1度，決まり通りに外食に連れていく以外は，子どもたちと多くの時間を過ごす必要性も欲求も感じていません。ほかの人たちも，子どもがいると混乱がさらに増し，感情的にパニックになることが増える場合があります。

　不安があるときや過敏さが高まっているときには，予測不能で変わりやすく，混乱させられ，要求が多く，うるさく厄介な子どもの世界は，とても対処しがたいものになることがあります。子どもは独自の考えをもっているため，子どもとの暮らしは，入念に計画してもその通りにいかないことがほとんどです。定型発達者は，アスペルガーのパートナーは子どものように振る舞うので，ともに子育てする相手として信頼できないと感じている場合があります。中には，パートナーに子どもを任せないようにしている人もいます。心配するのも無理ない場合もありますが，アスペルガーのある親がそれに腹を立てるのには，正当な理由があることも多くあります。

●育児の際の共感

　アスペルガーのある親は，自分の子どもの考えや望み，知識や意図を直感的にはわからないかもしれません。乳児をあやしているときには，直感的な理解は特に大切なことがあります。ある母親が激怒しながら私に説明したところによると，アスペルガーのご主人が赤ちゃんを抱っこしていたところ，赤ちゃんが「バブブ」と言いながら部屋の机を指差したのだそうです。赤ちゃんのぐずり方がだんだん激しくなるのを見ても机の上にある哺乳瓶を欲しがっているのが彼にはわからなかったことに，この女性はひどく腹を立てていました。この状況についてご主人も交えて話をしたところ，赤ちゃんはしょっちゅうバブバブ言って指差しするので，明らかに哺乳瓶を欲しがっているとは彼には本当にわからなかったそうです。赤ちゃんがそのときには実際に何かを欲しがっていたなんて，彼にわかるはずもありません。

　多くの親は，自然にゲームで子どもに勝たせようとし，本物の競争に対処できるようになるまで，負ける経験を少しずつさせます。この場合，親は子どもが気持ちよく勝ち負けを受け入れることを学べるようにします。私のところに来るアスペルガーのある父親は，そのことが自然にはわかりませんでした。彼は，一家の長として，勝たなければ尊敬されなくなると思っていたのです。彼は子どもたちとゲームをするときはいつも勝たなければならず，勝てないと腹を立てて遊ぶのを止めてしまいました。彼が子どもたちとゲームをすると，子どもたちは勝っても負けても泣くはめになり，母親はその傍らで夫の「子どもじみた」行動にイライラしていたのです。

　アスペルガーのある親の中には，子どもの行動を誤解して強く叱る人もいます。アスペルガーがあると，子どもの行動がわざとなのか偶然なのか見極めるのが難しいので，そうした誤解は心の理論（第8章参照）に関連しています。私が話をしたアスペルガーのある父親は，きちんと整理した台所を子どもが荒らし，食料棚がめちゃくちゃになってしまったと文句を言っていました。彼のパートナーの説明によると，ふたりで食料品の買い出しから帰宅して，10歳の子どもに食料をしまうように頼んだのだそうです。1時間後，父親は夕飯の準備を始めようと台所に入りましたが，隣の部屋に怒鳴り込んできました。「スープの缶を棚にでたらめな順序で入れたのはどこのバカだ？」父親ががっかりして怒っているのが明らかだったので，子どもは傷つきました。母親は，手伝ってくれ

たことについて夫が子どもを褒めてもいいところを，完璧にできなかったと非難したことに腹を立てていました。

●集中力と注意のそれやすさ

　アスペルガーがあると，注意を集中させるのが難しいことがあり，特に，何かにすでに没頭しているときはそれが言えます。ときには，ひとつのことに集中しすぎるあまり，ほかのことに焦点を変えそうにない場合もあります。サラは，パートナーのイアンがコンピューター作業などに没頭していると，実際に家が全焼しても気づかないんじゃないかと心配になると話してくれました。アスペルガーのある親がひとりで子どもと一緒に家にいるときに皆の安全を確保するため，この領域には特別な注意が必要となることもあるでしょう。

●感覚的な妨げ

　注意力や注意散漫さの問題に関連して，アスペルガー症候群があると，子ども向けの特定の環境で神経がまいることがあります。テーマパークで一日を過ごすより，近所の広場で子どもと遊ぶ方がパートナーにはずっと楽かもしれません。アスペルガーのある親は，その場を離れる，自分の殻にこもる，パニックを起こすなどして，まいってしまうような感覚的な刺激に対処します。そうした親は，うるさい雑音や混乱させられるような騒ぎによって，子どもと一緒にその場にいるのが大変なことがあります。エネルギーの枯渇も問題となりかねません。アスペルガーのある親は，一日中働いた後は，子どもたちの相手をできるようなエネルギーも気力もほとんど残っていないのです。

ふたりで子育てする

　ルーチンにこだわる頑なさ，感覚の問題，不安，未発達な心の理論といった問題は，ときどきパートナーの育児能力に影響することがあります。あなたや相手のもっている育児の際の特定の強みに応じて，子育ての対処方法は数多くあります。たとえば，パートナーが赤ちゃんの言葉によらない合図を理解できない場合，赤ちゃんが泣き出したときには，抱き上げる，おむつを替える，哺

乳瓶を与えるという3つのことをやってみるよう教えるのもいいかもしれません。パートナーと子どもだけを家に残して出かけなければならない場合は，万が一のために，誰かに電話して助けを求められるようにしましょう。また，プレイジムで遊んだり，「いないいないばあ」をしたりするなど，遊びの進め方の案を書き出しておくこともできます。

　子どもが育つ際には，ニーズや考えを言葉で表現して自分をもっと明確に理解してもらえるようにすることを子どもに教えることができます。また，パートナーには，子どもは勝ち方や負け方を学ぶ必要があり，親はスポーツマン精神を示して子どもが見習えるようにする責任があるといったことを，ルールとして教えるといいでしょう。

　アスペルガーの多くの人は，思っていることを正直に，大してためらわずに言う傾向があります。アスペルガーのある父親は，すでに太りすぎだからクッキーをそれ以上食べるのはやめたほうがいいと娘に言ったり，息子が野球でゴロを捕り損なったときにバカだと言ったりせずにはいられないことがあります。体重のことを言ったり能力を馬鹿にしたりするような，子どもにするべきではない話題を具体的に含めた全般的なルールを，親がふたり揃って作り，合意することが必要です。愛情や役立つフィードバックを与える方法の具体的なリストも，パートナーが子どもともっと前向きに関わることを学ぶ助けとなるでしょう。

子育てのルール

　ルールがあなたには当たり前のことに思えてもパートナーには不明だと，子育ての問題が起こることがよくあります。ふたりの関係についてルールのリストを作ったように，大目に見られる行動や見られない行動を含め，子育てのルールを明確にすることが必要です。次に挙げるルールの例は，前に挙げた例の一部を基に作成したもので，家庭内の出来事を活用して独自のルールを作る方法を示しています。さらに，家族全員のためになるように，家庭内のルールを話し合いで取り決める必要があります。あなたやアスペルガーのパートナーの特定のニーズを明確なルールにして家族全員が守るようにすれば，家庭はもっと円満にいくかもしれません。現在やこれからの子育ての際の意思決定は，ルールのリストを作ることが出発点となります。

子育てのルールの例

- ルール1：悪口を言わないこと。これには，それをやったのが家族の誰かだと思う根拠がある場合に，嫌な言い方で「名前を伏せて」誰かを指さないことが含まれます（「どこのバカがこれをやったんだ？」など）。
- ルール2：特定のやり方でやることが必要な物事についてシステムがある場合，それを家族に教えること。自分のシステムに誰かが従えないときは，自分でそれをやるか，妥協が必要かもしれません。
- ルール3：家族の誰かに何かを頼み，それをやってくれたときは，その作業が完璧でなかったとしても，努力してくれたことを褒めること。

子育ての目標

　家庭の切り盛りや意思決定に関連する目標も，ふたりがチームとして子育てをする上で役立つでしょう。あなたの個人的な目標としては，あなたがもうひとりの親に対して敬意を払っていることが子どもにわかるように，子どもたちの前ではパートナーに穏やかに話をする，わざとパートナーを褒める，などがあります。あなたとパートナーが一緒に子育てをするための共同の目標を立ててもいいでしょう。

　誰が，いつ，何をやるかに関して具体的な子育ての目標を立てれば，家庭のシステムがもっと円滑に機能し，家族全員がもっと親密につながれるようにもなります。パートナーシップに関して子育ての目標を立てる際に助けが必要な場合は，第5章を読み直すと役立つかもしれません。第13章には，子育てに採り入れられるふたりの間の取り決めの例を載せています。ルールや境界についてともに歩み寄るのが依然として難しい場合は，メンタルヘルスの専門家のような第三者の助けが必要かもしれません。

責任を明確にする

　パートナーとチームとして取り組み，具体的な仕事を含めて，子育ての責任を明確にしてください。カップルは子育てのスタイルが異なることがほとんどですが，それはあなたたちにも当てはまるでしょう。ある状況でのパートナーの対処法に賛同できなくても，子どもたちの前ではチームメートとして相手をサポートすることができます。ふたりだけになったときに，その状況について

話し合い，次のときにどのように対処するか意見をすり合わせればいいのです。

　自分や相手の子育ての責任は，様々な方法で明確にできます。ひとつの方法として，子育てに関する務めについて，相手とじっくり腰を落ち着けて思いつく限り意見を出し合います。いくつか抜け落ちても心配しないでください。後からいつでも付け足せます。それぞれの責務を，誰が，いつ，どのくらいの頻度で行うか決めましょう。子育てのチェックリストは次のようになります。

子育てのチェックリストの例

責務	担当	済んだら〇
バス停まで送る	ジャズ	月　火　水　木　金
お弁当を作る	ロン	月　火　水　木　金
宿題を手伝う（英語）	ジャズ	月　火　水　木　金
必要に応じて宿題を手伝う（算数，歴史）	ロン	月　火　水　木　金
お風呂に入れる	ジャズ	月　火　水　木　金
本を読んで寝かしつける	ジャズ	月　火　水　木　金
楽器の練習をさせる	ロン	月　火　水　木　金

　この表では，「月火水木金」となっていますが，お互いに同意して理解できるものであれば，独自のコードを考え出してもかまいません。パートナーの強みに焦点を合わせ，相手が失敗しないように，確実にできる仕事を割り当てましょう。リストに書かれる名前は，あなたが30回，相手が2回などとならないように，あなた自身の仕事は数個にしておいてください。このように，ふたりでチェックリストの仕事を済ませますが，チェックリストの仕事を片付けるためにあなたが自分ですべてやろうとしなくてもいいのです。おそらく，庭仕事，車やハイテク機器（テレビ，コンピューター，CDプレイヤーやDVDプレイヤーなど）の手入れなど，別の領域でパートナーの分担を増やせるでしょう。

また，責任を負うとまではいかなくても，パートナーが子どもたちと上手く
やれる領域は必ず見つかります。パートナーは子どもたちを笑わせたり，一緒
に遊んだりしますか？　岩の下のナメクジや下水道を水が流れる様子といった，
「すごい」ことを子どもたちに見せてあげるでしょうか？　本を読むときにおか
しな声を出したり，子どもたちがペットの気持ちをわかって世話ができるよう
にさせたりするでしょうか？

ワーク10.1

強みに焦点を合わせる

　このワークでは，子育てをする際のアスペルガーのパートナーの強みを浮き
彫りにし，相手の明らかな子育てのスキルを評価して，もっと手伝ってもらう
ことに焦点を合わせられるようになります。

1. あなたのパートナーがもっている明らかな子育てのスキルについて，
   あれこれ考えます。
2. 子育てのスキルについて，相手に対する褒め言葉を紙に書き，それを
   折り畳んで広口瓶かボウルに入れます。
3. 褒め言葉を書いた紙を広口瓶に3枚入れるごとに，改善が必要なこと
   を書いた紙を1枚入れることができます。改善が必要なことは，相手
   が実際にできる具体的なこととして書いてください。
4. 毎日1枚をパートナーに読んでもらいます。相手は褒め言葉に気持ち
   よくなるか，「今日はあなたが自慢に思っていることをジョニーに伝え
   てちょうだい」というような改善のためのアイデアを受け取ります。
   相手がポジティブなセリフを覚えて言えるように，違った言い回しを
   いくつか作ってもいいでしょう。パートナーが特定のスキルを向上さ
   せたら別のものに替えてかまいませんが，瓶の中は必ず3対1になる
   ようにしてください。

　同じように，相手にもあなたの子育ての強みに感謝を示してもらうことを忘

れないようにしましょう。ふたりの関係のほかの領域についても，お互いにこれを行うことができます。

アスペルガー症候群について子どもに話す

　ある定型発達の父親は，家族のためにあらゆる責任を（しぶしぶ）引き受けようとしています。彼は，妻に明らかに子育て能力がなく，ときどきパニックを起こすことから子どもたちを守っています。家族としてもっと健全に関わるには，人はそれぞれ長所が異なること，そして，母親がパニックを起こすのは自分たちのせいではないことを子どもたちが理解できるようにする必要があります。

　子どもは立ち直りが早く，子育ての様々なルールやタイプに対処できるのです。子どもは通常，ありのままの親を愛し，受け入れることを覚えます。また，鋭く察し，寛大になることを学べます。彼らは，親がナッツやペットにアレルギーがあったり糖尿病があったりする家族と同じく，自分の両親にストレスを感じさせている問題は自分たちのせいではなく，避けられるものだということを理解できるのです。多くの家族にとって，どんな場合に，いつ，どのように，親のアスペルガーについて子どもに話すべきかは，大きなジレンマです。家族がこの問題に対処する最善策を見つけるには，外部のサポートが必要かもしれません。

　子どもは親密さについて生家で学びます。親にアスペルガーがあることを子どもに話すのは，その親に対して子どもに責任を負わせないようにし，子どもの気持ちを認めるためです。子どもは直感的に物事を理解し，敏感でもあります。私はときどき，片親にアスペルガーがあることを子どもに知らせるのを不安に思っている家族をカウンセリングします。プライベートでその子どもたちに会うと，彼らは，アスペルガーのある親は変わっているけれど，そのことを両親の前では話題にしたくないと言うことがあります。このように，両親も子どもたちも似たような秘密をお互いにもっていて，皆，そのことで家族に負担をかけたくないと思っているのです。

子どもは，アスペルガーのある親の，ときに紛らわしい行動を理解するのに助けが必要なことがあります。子どもはそうした行動を，自分のせい，あるいは拒絶としてネガティブに誤解しかねません。アスペルガーのある親は，自分の行動を説明する際に，小さい子どもの忍耐や手引きを当てにしすぎないようにすることが必要です。けれども，たとえば，レストランにいるときに音がうるさすぎたり照明が明るすぎたりするときなどは，正直になってかまいません。

　育てられた際にアスペルガーのある親が取った行動の一部について，子どもにカウンセリングが必要なこともあります。体験を認めてあげることで，子どもは健全に適応できるようになります。また，思いやりや寛大さを子どもに教えるには，家族を相手に始めるのがいちばんいい方法です。

困難に立ち向かう

　一般的に，アスペルガーのある親の大半は，自らの弱点を乗り越えて，自分の子どもの最善のために長所を活かすことができます。子育てはとても大変な問題ですが，大きな好機でもあります。ジュディス・ヴィオーストは『Grown-Up Marriage: What We Know, Wish We Had Known, and Still Need to Know about Being Married（大人の結婚：結婚について知っていること，知りたかったこと，まだ知る必要のあること）』の中で，次のように述べています。「子育てで親は寝不足になり，感情が奪われ，口論や喧嘩の種が新しく生まれるけれど，夫婦にとって，称賛に値する新たな資質を培うチャンスでもあり，チャンスにできるのです」(Viorst, 2003, 84)。

　統計的に，アスペルガー症候群があると，アスペルガーやアスペルガーのような症状のある子どもをもつ可能性が高くなります。アスペルガーのある多くの親には自身に似た子どもがいて，そうした子どもは親にとって，特に定型発達のパートナーにとっては，手ごわい存在となることがあります。そうした子どもに関して言えば，その子やその成長にいちばん関わって理解できるのはアスペルガーのある親だという場合がよくありますが，それは自分によく似ているからです。アスペルガーのある親はときに，アスペルガーのある子どもを理解し，子どもが求められていることを学んで対処できるようにする際に，いち

ばんの助けになる可能性があります。

重要なポイント

　アスペルガーのある親の多くは，子どもにとって最善となるように熱心に子育てをし，子どもを懸命に理解しようとします。あなたとパートナーは，子育ての責任がパートナーにとって大変なものになりすぎていないか，あるいは，相手があなたの子育ての基準に及ばないだけなのか，正当に評価する必要があります。安全の問題が実際にある場合は，別の計画を立てて子どもの世話をすることが現実に必要でしょう。けれども，子どもに食べさせるものや観させるテレビ番組が気に食わないというように，パートナーが子どもの面倒を看るやり方が違うことに悩んでいるだけなら，一歩譲って，相手に自分とは違うやり方をさせてあげてください。

　大きな重要性のある問題については，何らかの形でパートナーと取り決めをすることが必要です。半狂乱になってわめき散らしても，相手の子育てのスキルは変わりません。その代わりに，相手の長所が子育てに役立つような領域を見つけてみてください。パートナーは，理科や算数の宿題を手伝うことはできますか？　子どもを連れて，学校の研究課題に適した材料を買いに行けるでしょうか？　子どもと一緒に楽器を演奏して楽しめるかもしれませんし，パートナーが得意な家の仕事の手伝いを子どもが覚えられるかもしれません。

　ほとんどの親は一日の終わりにはクタクタになります。アスペルガーのある親は，文字通り，寝る時間になる頃には気力が空っぽになっていることがあります。相手の長所や短所について現実的になってください。いつものように，長所を重視し，短所は大目に見て，チームとしてともに取り組みましょう。

第**11**章

併存・合併する症状

それだけで存在する物事など何ひとつない。あらゆるものは，
ほかのあらゆる物事と関係している。

——ブッダ

　心の健康問題はとてもよく見られます。ある大規模な研究では，米国の一般
人口の約半数が，人生のある時点で深刻な精神症状を経験すると推定していま
す (Kessler et al., 2005)。アスペルガー症候群の人は脳に違いがあるために，様々
な併存・合併症状の影響を受けやすいようです。多くの専門家は，ほぼすべて
の自閉症者に症状の併存や合併を認めています。この章では，あなたたちの関
係にも影響を与える可能性のある特定の併存・合併症状に焦点を合わせます。

アスペルガー症候群に伴う症状

　不安，抑うつ，強迫性障害，双極性障害，注意欠陥障害などの症状が，アス
ペルガー症候群を含む自閉スペクトラム症の症状と密接に関係し合っているこ
とがよくあります。不安や抑うつといった問題は，特に，アスペルガーによっ
て生じる問題の結果として生じたり悪化したりしかねません。
　心の健康問題の症状には身体的症状と心理的症状の両方があり，多くの場合
に治療が必要ですが，治療をしなければ症状は悪化する傾向があります。最も
効果的な治療では，症状の大変さに対処するために薬物療法と心理療法を組み

合わせることがあります。ハーブ，お茶，ビタミン剤などの自然療法も，特定の症状の緩和に役立つかもしれません。

　アスペルガーの人が苦しむ傾向のある，最もよく見られる症状の一部と，それがあなたたちの関係にどのように影響するおそれがあるのかをお話する前に，あなたが自分を気遣いながらもパートナーが上手く症状に対処するのを助けるための一般的な指針をいくつかお話しします。この章で挙げている症状の徴候がパートナーに見られる場合は，適切な医療専門家やメンタルヘルス専門家に相談することを考えてください。多くの人はかかりつけ医にまず相談したがりますが，かかりつけ医が適切な専門家を紹介してくれることもあります。こうした症状はアスペルガーによって複雑になるため，アスペルガーに詳しい専門家に相談することをお勧めします。

パートナーが上手く対処できるように助ける

　あなたは相手の苦しみのすべてを何とかしてあげたいと思うでしょうし，相手もそうしてもらいたいと思っているかもしれません。あなたが相手を助けられる方法は，お互いの長所や短所によって異なります。ここでは，いくつかの一般的な指針をお話しします。

- 症状や治療について，できる限りの知識をつける

　ここで挙げている症状や，それらの症状とアスペルガー症候群との関連性はすべて，本やウェブ上で情報を得ることができます。
- 治療を勧め，サポートする

　治療を受けるのが早いほど，予後が良くなります。アスペルガーの人は自分の状態に気づかなかったり，調子が悪いことを認めても，どこでどのように助けを求めたらいいのかわからなかったりすることがあります。
- 思いやりをもつ

　パートナーは，自分のアスペルガーを自然と「克服」したり，パニック発作やうつ病の症状から素早く脱け出したりすることはできません。非難すれば問題が増えがちですが，理解すれば助けになります。
- 忍耐強くなる

　最善の治療を受けたとしても，良くなるには時間がかかります。浮き

沈みがあることを覚悟してください。アスペルガーの人にとっては，症状管理は生涯にわたるプロセスとなる可能性があります。
- ストレスを減らす

ストレスは身体と心のどちらにも影響し，ほとんどの症状を悪化させます。よく食べ，よく眠り，運動して，リラックス法を実践することでストレスを管理するようにパートナーを促しましょう。

パートナーの併存・合併症状に対処する

- サポートや助けを求める

友人や親類や専門家に打ち明けてください。
- パートナーをサポートする。ただし，自分自身の目標や優先事項を保つこと

できる限り，あなた個人の計画や友情や活動を維持してください。
- 先を見越して行動する

何が特定の症状の引き金となるかパートナーがわかるようにしてあげてください。パートナーとふたりの関係のために，引き金が最小限になるように協力しましょう。
- 境界線を引く

これには，へとへとになったり恨みを抱いたりせずにできることが重要です。アスペルガー症候群やその他の症状にあなたの人生を乗っ取らせてしまうのは，あなたにとってもパートナーにとっても健全ではありません。
- 自分の限界を受け入れる

アスペルガーやそれに伴う症状からパートナーを救ったり治癒させたりすることはできません。
- 正直にコミュニケーションする

相手があなたの気に障ることをしたときに怒ったりイライラしたりするのは当然です。後悔するような形で感情を表すことがないようにしたとしても，感情を隠してはなりません。抑え込んだ感情がふたりの関係の障害とならないうちに，正直に愛情を込めて話をすることです。

- 落ち着きを保つ

　相手の困難についてあなたが感情的になりすぎると，ふたりとも抑えが利かなくなります。
- ユーモアをもつ

　困難な状況に対処できるようになるには，長い時間がかかることがあります。パートナーと一緒に笑いましょう。ただし，パートナーを笑ってはいけません。ある状況で相手がユーモアをもてないときには，無理強いしないでください。

　アスペルガーの人は十人十色ですし，同じく，どんな関係も唯一無二です。この一般的な指針は，パートナーが症状を管理し，その過程であなた自身が心の健康を維持するのに役立つはずです。特定の症状には，もっと具体的な方法も必要です。パートナーの治療には，ここで挙げたものより多くの方法が必要かもしれません。最良の治療の選択肢は，パートナーに合わせて変えてください。相手に役立つ方法を学んだり，治療を継続するのを支えたりすることで，あなたは協力的なパートナーになれるでしょう。

不安

　不安はアスペルガー症候群の人に共通することのようです。多くのアスペルガーの人は，生まれつきの心配性のように見えます。社交や生活で求められることの複雑さに対処するストレスから，不安がさらに高まりかねません。

　治療をしなければ，不安はふたりの関係をますます妨げる可能性があります。アスペルガーの人では，通常，重度の不安は，全般性不安障害，強迫性障害，社会不安（社交不安），あるいは，これらの組み合わせの形を取ります。

全般性不安障害

　人生は無数の心配事や疑いや怖れをもたらします。「正常な」心配と全般性不安障害（Generalized Anxiety Disorder：GAD）の違いは，GADでは明らかな根拠のある理由なく過剰に心配になることです。症状には，筋肉の緊張，胃腸の不具合，苛立ち，集中困難，落ち着きのなさ，全般的な恐怖などがあります。パートナーは，不安になることを考えないようにしたり，リラックスしたりす

るのが苦手かもしれません。メンタルヘルスの専門家の力を借りて，心配事に
もっと生産的に対処することを学ぶといいでしょう。

●パートナーの全般性不安

アスペルガーを抱えて生きているパートナーの，ひきこもり，独特な身体の
動き，不機嫌などの「アスペルガー的な」行動は，ストレスのあるときに増え
ることがあり，次のようなものがあります。

- 過剰に心配し，神経をとがらせる
- じっとしていられない，またはリラックスできない
- しゃべりすぎ，またはほとんどしゃべらない
- 物をいじくり回す，ウロウロ歩き回る，融通が利かない，といったこと
  が増える
- 普段以上にひきこもり，おそらく，特に関心のあることに没頭する
- 発汗，動悸，混乱を訴える

●GADがふたりの関係に対して意味するもの

GADは対処が難しい場合がありますが，それは，不安の原因や，パートナー
の不安を和らげるためにすべきことがはっきりしないからです。相手は，いつ
も心配していて，ひっきりなしに歩き回るかもしれません。そうした感情には
明らかな引き金がなく，パートナーはすぐに関心事に没頭したり，ひきこもっ
たり，不機嫌になったりします。

パートナーが全般性不安に対処するのを助ける

- パートナーが気持ちを落ち着けられるように助ける
  どんな物事が相手を落ち着かせ，どんな物事がストレスや不安の種と
  なるかを知るには，相手の感覚的な好みや関心のあることがヒントにな
  ります。
- プレッシャーを取り除く
  プレッシャーがかかりすぎると不安が強くなることがあります。相手
  の負担となっているような作業をいくつかやってあげてください。

- 特定の活動をやるように勧める

  不安以外にパートナーの心を占めている活動に注目してください。た
  とえば，楽器を弾く，庭仕事をする，ヨガをやるなど，パートナーが楽
  しめる活動です。
- リラックス法や瞑想法を学んで練習する

  できれば，ふたりで一緒にやってください。不安症状への対処に役立
  つような呼吸法や瞑想テクニックを習ってみるといいでしょう。

パートナーの全般性不安に対処する

- ひと休みする

  読書したり，散歩したり，友人を訪ねるなどして，必要なときにはい
  つでも休んでください。
- ほかの情報源を活用するようにパートナーに勧める

  セラピストやセルフヘルプの本が役に立つかもしれません。あなたが
  自腹を切ってまで相手のセラピーにつきあう必要はありません。
- 特定の状況を避ける

  パートナーの不安を高めるような状況はできるだけ避けてください。
- 率直になり，強くポジティブでいる

  不安によってパートナーは合理的に落ち着いて考えられなくなる場合
  があります。あなた自身が合理的に考えて協力的に行動してください。
  主導権を握って判断し，落ち着いていることです。

社会不安（社会恐怖症）

　社会不安や社会恐怖症がある成人では，社会的な状況への過剰な怖れが見ら
れます。他人の評価や批判を気にすることで，神経質で自意識過剰になること
もあります。アスペルガーの人の場合，言うべきことやすべきことがわからな
い状況や，ネガティブなフィードバックを受けたくないときに社会不安が高ま
ります。また，頻繁にけなされたり批判されたりしても，社会不安が生じるこ
とがあります。リラックス法や瞑想法など，不安を和らげるテクニックを練習
していけば，困難な状況で必要なときにそれが役立つようになります。

● パートナーの社会不安

　アスペルガーのパートナーに社会不安があると，次のような様子が見られるかもしれません。

- 社会的なイベントが近づくと，極度に心配になる
- 社交的な状況を避ける
- 社交的な状況で自意識過剰になり，不安になる
- ひとりで過ごす時間が増える
- 人づきあいについて考えただけで不安になる
- 評価や批判を怖れて，他人からどう思われているか心配になる

● 社会不安がふたりの関係に対して意味するもの

　友人たちとの外出や家族のイベントをパートナーが避けたがることが増えるので，ふたりの関係は悪循環に陥ることがよくあります。パートナーは，他人といると落ち着かなく見えたり，居心地悪そうに振る舞ったりするかもしれません。社交上の集まりの最中に部屋を脱け出す，会話を避ける，家にひとりでいることを選ぶ，といったこともあるでしょう。アスペルガーのパートナーの不安発作によって，ギリギリに計画を変更するカップルもいます。

パートナーが社会不安に対処するのを助ける

- 人づきあいの参考となる情報を与える
  　パートナーはわずかな助けしか必要としないかもしれず，社会的な状況では魅力的に見えることがあります。多くの本や動画が助けとなるでしょう。
- 人づきあいを少しずつ増やすように促す
  　アスペルガーと社会不安のどちらもある人は，多くの場合，新しい人々と徐々に会うことで，他人と一緒にいることが心地良く感じられるようになっていきます。
- パートナーが人づきあいの小さな目標を立てるのを手伝う
  　相手の気持ちがくじけたときに後押ししてあげてください。
- パートナーは新しいことを試すのが本当に苦手なのだということを認識

する

　社会的な状況でパートナーの能力や自信が高まるようにサポートして
あげてください。
- ポジティブなフィードバックをする

　お説教や批判や要求をしても人は変わらず，ますます不安にさせるこ
とがほとんどです。

パートナーの社会不安に対処する

- 忍耐強くありながらも，変化させるよう努力する

　相手があなたに頼る必要性と，相手がひとりで成長する必要性のバラ
ンスをとってください。相手の社会的な責務を少しずつ増やすように促
しましょう。
- 社交イベントに一緒に来るようにパートナーを誘い続ける

　ときには，家で留守番してもらって，あなたがひとりで楽しんでも大
丈夫です。
- 歩み寄る

　現時点で依然として困難な状況に対処しようとして相手と闘うのは避
けてください。
- 自分の予定を変えない

　相手が一緒に参加できない場合は，ひとりで行くか友人と行くことを
考えましょう。
- 自分の感情をコントロールする

　相手が不安になっているときに自制を保てば，もっと落ち着いて感じ
られ，相手も不安が和らぎます。

強迫性障害

　強迫性障害（Obsessive Compulsive Disorder：OCD）では，払っても消えな
い考えに気持ちが乱され，それに衝動強迫が伴って，ある行動をせずにはいら
れず，繰り返し行うようになります。靴をきちっと並べる，毎日同じものを食
べる，などのアスペルガー症候群による特定の行動はOCDとよく似ていて，特
定の考え，物，活動のことで頭がいっぱいになる傾向があります。OCDでは，

考えが強迫観念となりやすく，手を洗う，確認する，数を数える，物を順序通りに並べるといったことを過剰に行うなど，行わなければならない行為が強迫的なものになります。

アスペルガーの人にとって，通常，型通りの活動や没頭できるものは喜びをもたらしますが，OCDでは，そのようには考えや行動は喜びをもたらしません。アスペルガー症候群では，多くの場合，何かに没頭することは不安への対処に役立ちますが，OCDでは，不安から何かに没頭し，没頭することでさらに不安が増すことがよくあります。

● パートナーのOCD

パートナーがOCDに苦しんでいる場合，次のような様子が見られるかもしれません。

- 払っても消えない考えに心が乱されると訴える
- 細菌や汚染を過剰に心配する
- 敵対的な態度は見せないが，自分自身や他人を傷つけるのではないかと怖れる
- 数を数える，コツコツ叩くなど，無意味に見える行動を取る
- 特定の物を几帳面に並べたり，きちんと並んでいるか何度も確認したりする
- 必要のないものを買いだめする

● OCDがふたりの関係に対して意味するもの

強迫観念や強迫行動に集中してしまうために，パートナーの世界は小さくなりかねません。おかしな行動に支配される感覚によって，アスペルガーのパートナーは怒りっぽくなり，自分のやり方で物事をすることを強く主張して，耐えがたいほどになることもあります。パートナーが物事に没頭するので，カップルとして歩み寄りやコミュニケーションができないかもしれません。次の方法は，OCD的な行動が見られる場合と本格的なOCDのどちらでも，役に立つでしょう。

パートナーがOCDに対処するのを助ける

- 強迫観念や強迫行為をなくすためにつくられたスキルをセラピーで学び，練習する

  パートナーには大変なことなので，できれば一緒に練習し，相手が最後までやり通せるようにサポートしてあげてください。
- OCDに心を捉われないような日課を維持する

  強迫観念や強迫行為は人生を消耗しかねません。パートナーにはすでに，アスペルガーによる孤立傾向が見られることもあります。
- 不安に役立つリラックスやストレス緩和のテクニックを練習するようにパートナーを促す

  ヨガ，マインドフルネス瞑想，深呼吸なども，OCDによってもたらされる不安の症状を軽減する可能性があります。
- 儀式に参加したり，ひっきりなしに元気づけの言葉をかけたりするのは控える

  どちらの行為も，強迫観念に真実味をもたせてしまい，かえって悪化させます。

パートナーのOCDに対処する

- OCDにあなたの人生を乗っ取らせないようにする

  パートナーに簡単にOCDに屈しないようにさせましょう。
- パートナーをサポートする

  一度にひとつずつ，強迫観念や儀式を徐々に克服するよう相手を促してください。最初に簡単なものから始めて，ゆっくり取り組みましょう。
- パートナーがOCDによる行動に抵抗したときに気づく

  抵抗するのをサポートして励ましてください。

OCDの行動に参加するのを拒むのは，特に，その行動がふたりの関係の一部となっている場合は，口で言うほどたやすいことではありません。けれども，OCDをコントロールできれば，それとともに，ふたりの関係もコントロールできるのです。ためらわずに，この分野の経験が豊富な人に助けを求めてください。

うつ病

　うつ病によく見られる症状には，どうしようもない悲しさ，ひきこもり，無力感，絶望感，集中困難，死や自殺を考える可能性などがあります。うつ病の原因となるその他の要因と併せて，アスペルガーの人は，社会に溶け込めないことや社会を理解できないことによってうつ病を発症することがあります。トニー・アトウッドが指摘しているように，生涯にわたって誤解やからかいや拒絶を経験することで，多くの自閉症者では自尊心に悪影響が出ます（Attwood, 2007a）。

● パートナーのうつ病

　アスペルガーのパートナーがうつ病になると，次のような様子が見られるかもしれません。

- 気分が落ち込み，涙もろくなることがある
- エネルギーの低下や疲労感を訴える
- 普段楽しんでいる活動にほとんど興味を示さない
- 自己評価が低い
- 睡眠，食欲，行動，あるいはそのいくつかに変化が見られる
- 普段より身の回りの衛生面を気にかけなくなる

● うつ病がふたりの関係に対して意味するもの

　うつになると，パートナーはあなたや通常の活動に関心がないように見えることがあり，それによって，あなたは拒絶された，あるいは見捨てられたように感じるかもしれません。パートナーの日頃のアスペルガー的な行動によって見捨てられているようにあなたが感じることに加えて，うつになったパートナーは空っぽになったように感じ，あなたも同じように空っぽに感じさせる可能性があります。

　　パートナーがうつ病に対処するのを助ける
- 個人的に受け取らないようにする
　　　パートナーはあなたを遠ざけたり，セックスに興味がなくなったりす

ることもあります。
- 家事を手伝ってあげる

  パートナーは日常作業をこなすのが大変かもしれません。
- 活動するよう促す

  散歩などの運動を勧めてください。粘り強く，相手を立ち上がらせて外に出しましょう。けれども，無理強いしないことです。
- パートナーに話をさせる

  自殺のことも含めて，何でも相手の話したいことについて話し合ってください。うつ病によって考えや判断が歪むため，話をすることでリスクを高めずに相手を守ることができます。ふたりが対処するのに役立つ貴重な情報源がインターネットで見つかることがあります。相手が自殺をほのめかした場合は，すぐに専門家に助けを求めてください。

パートナーのうつ病に対処する

- 無理のない範囲でサポートする

  ひとりで対処しようとしないでください。他者に助けを求めることです。
- 自分が楽しんでいる活動を続ける

  うつは，うつることがあります。パートナーに引きずられて落ち込まないようにしてください。
- 自分自身の境界を強化する

  相手を立ち上がらせて外に出すようにしてください。ただし，あなたも立ち上がって一緒に，または，ひとりで外に出ましょう。
- 自分がパートナーのうつ病を引き起こしたのではないということを忘れないようにする

  相手がうつ病を治す責任を取ることは，あなたにはできません。

注意欠陥障害

　アスペルガーの人は，多動性（Attention Deficit Hyperactivity Disorder：ADHD）の有無を問わず，注意欠陥障害（Attention Deficit Disorder：ADD）によってさらに苦労することがよくあります。この障害は多くの場合，アスペル

ガー症候群の一部として存在します。ADHDの症状は，不注意と多動性という，2つの大きなカテゴリーに分かれます。不注意には，細部への注意力のなさ，課題への集中困難，先延ばし癖などが挙げられます。多動性や衝動的行動には，落ち着きのなさや自制心の弱さが挙げられます。ADDやADHDの症状は，パートナーの意欲のほか，考えをまとめる，活動の段取りをする，優先順位をつける，時間を管理する，意思決定するといった能力などの実行機能に影響している可能性があります。

● パートナーの注意困難

　アスペルガーのパートナーに注意力の問題もある場合，次のような様子が見られるかもしれません。

- 落ち着きなく見える，うろうろ歩き回る，あるいは他人の邪魔をする
- 忘れっぽく，気がそれやすく，物をなくしがち
- 集中することや細心の注意を払うことが苦手
- 自制心が弱い
- 物事を先延ばしにしたり，衝動的な行動を取ったりする
- 家事や整理整頓に四苦八苦する

● 注意困難がふたりの関係に対して意味するもの

　パートナーの不注意として，ケアレスミス，指示通りにできない，物事を先延ばしにするなどが挙げられ，そのどれによってもあなたは，無視されている，または顧みられていないように感じることがあります。多動性には，気に障るような邪魔をするといったことから，予算や家計に悪影響を及ぼす衝動的な浪費まで，一連の問題が含まれます。

パートナーが注意困難に対処するのを助ける
- 伝えたいことを紙に書く
　　書くことで，パートナーは何をいつすべきかを把握できます。
- 毎日運動するようにパートナーを促す
　　運動すれば余分なエネルギーが減り，気分が向上します。脳や身体の

機能を最適な状態にするには，睡眠や食事も重要です。
- 大きいタスクを成し遂げられるように小さいタスクに細分化する
    そうすることで，パートナーは押しつぶされずにすみます。
- 定期的にリラックス法を練習するようにパートナーを促す
    そうすることで，ADDやADHDの症状が大きく減り，注意力も衝動性もコントロールできるようになるかもしれません。

パートナーの注意困難に対処する
- 現実的にタスクを分ける
    一緒に家事をやれば，パートナーはタスクに注意を保ち続けることができるかもしれず，あなたはタスクが終わっていなくてイライラすることがなくなるかもしれません。
- 闘い方を選ぶ
    ガミガミ言う，脅す，怒鳴るなどをして，望ましくない状況が改善することはめったにありません。
- 境界を保つ
    パートナーの不注意や衝動性にあなた自身の目標や計画を邪魔させてはなりません。あなた個人の幸福を守りましょう。

双極性障害
　アスペルガー症候群の多くの人では，気分の変化や感情コントロールの困難が見られます。双極性障害では，気分の高揚（躁状態）と気分の落ち込み（うつ状態）が一定の周期で繰り返されます。エネルギーレベル，睡眠，思考のパターンも変化し，悩みの種となって混乱することもあります。躁状態では，驚くほど自尊心が高まり，誇大妄想が強くなるかもしれません。機嫌が目に見えて良くなり，いつもより好戦的に振る舞う場合もあります。パニックが増えることがあり，やけに陽気で興奮しやすく見えるかもしれません。

●パートナーの双極性障害
　パートナーが双極性障害で苦しんでいる場合，次のような様子が見られるかもしれません。

- 気分の浮き沈みを繰り返しているように見える
- うつ病で見られるような徴候がときどき見られる
- ときには，エネルギーレベルが高くなり，眠る必要があまりなくなることがある。
- 気分や自己評価に予測不能な変化が見られる
- 考えがめまぐるしく変わったり，注意力が散漫になったりする
- 楽しい活動に過剰に熱中する

● 双極性障害がふたりの関係に対して意味するもの

　アスペルガー症候群と双極性障害の両方があると，創造的になって物事を成し遂げられる時期とうつで動けなくなる時期を繰り返す可能性があります。パートナーは，無価値感から死にたくなるような時期と，無敵に感じて，ふたりの関係にとって深刻な結果をもたらすような，まずい意思決定をする時期とを繰り返すかもしれません。パートナーが劇的な気分の浮き沈みを繰り返すようなら，双極性障害の可能性を考えて，臨床心理士や精神科医に助けを求めるといいでしょう。

パートナーが双極性障害に対処するのを助ける
- 気分の変化を予測する
　　一緒に病院に行く，小切手やクレジットカードを預かるなど，困難な時期の特定の行動計画について取り決めをしてください。
- 緊急連絡先のリストを作る
　　医師やセラピストなど，危機的な状態になったときに助けてくれる人を入れてください。
- パートナーと前向きに時間を過ごすようにする
　　相手の過剰なエネルギーは一緒に歩いて解消してください。
- 余計な刺激を避ける
　　周囲ができるだけ静かになるようにしてください。

パートナーの双極性障害に対処する
- 気分の浮き沈みがあるときは，激しい議論や意見の衝突を避ける

躁状態にあると，パートナーはあなたを攻撃し，困らせるかもしれません。うつ状態のときは，悲観的でピリピリしているように見えることがあります。

- しばらく外に出る

  一時的な避難場所を決めてください。

- 境界を保つ

  そうすることで，あなた自身の心の健康を守れます。

- パートナーのイライラが増すような状況は避けるようにする

  そうした状況によって，相手はさらに対処できなくなる可能性があります。

感覚の処理と統合

神経学的な違いによって，学習，理解，思考，感情，行動にあらゆる種類の違いが出てきます。感覚の問題や様々な学習障害がアスペルガー症候群ではよく見られます。感覚処理とは，脳が感覚から情報を受け取って理解する方法を指します。アスペルガー症候群がある人には，感覚情報の統合や処理の困難が広く見られ，感覚情報を受け取り，整理し，利用する際に問題が生じます。

感覚処理の違いは誰もが経験します。私たちには皆，匂い，音，見た目，触り心地，味について，特定の好き嫌いがあります。感覚の処理や統合の問題によって，アスペルガーのパートナーは特定の体験に極端に敏感なことがあります。圧倒されるような量の感覚の入力を絶えず処理しているのかもしれませんし，あなたと違ったふうに感覚を捉えているのかもしれません。たとえば，レストランでは，周囲の声によって会話に集中できないことがあります。

特定の布地や食べ物や音は，ステファン・ショアが言うところの「感覚の侵害」を生みだすことがあります（Shore, 2002）。逆に，アスペルガーの人の中には，感覚情報に対して鈍感で，痛みに対する閾値が高い人もいます。こうした人たちは，身体をゆすったり，グルグル回ったり，身体の一部に強い圧をかけたりして，さらに刺激を求めることがあります。感覚の過負荷はパートナーを参らせ，あなたたちのやりとりの質に影響しかねません。相手は，不快な感覚のある状況を避けようとして，食べるものや外食する場所など，特定の体験に固執する場合があります。

● パートナーの感覚の問題

　感覚の条件がアスペルガーのパートナーに影響している場合，次のような様子が見られるかもしれません。

- 特定の見た目，音，触り心地，匂い，味に対して過剰に敏感
- 強い圧をかけたり，グルグル回ったり，身体をゆすったりするのを楽しむ
- 身体の動きがぎこちなく，バランスが悪い
- 字を書くのが苦手
- 接触を避ける，または接触に過剰に反応する

● 感覚の問題がふたりの関係に対して意味するもの

　多くのアスペルガーの人は，不快な感覚に出逢ったときに埋め合わせることを学びます。必要があれば，パートナーの特定の感覚の違いや困難に対処するのに役立つ方法について，ふたりでアイデアを出し合ってみるといいでしょう。

　パートナーが感覚の問題に対処するのを助ける

- パートナーは，自分にとって引き金となるものや，慣れる方法や埋め合わせる方法を学ぶことができる

　　相手の特定の敏感さに合わせて少し工夫をすると，大きな違いが出ることがあります。

- 敏感さが衛生面に影響する場合，解決策を工夫する

　　たとえば，いろんな香りや肌触りの石けんを買ってパートナーがずっと使えそうなものを見つけたり，もっと頻繁に洗濯できるようにお気に入りのシャツは複数枚買ったりする，といったことを考えてみてください。

- 静かな時間を過ごすように促す

　　これは特に，日常生活で感覚の体験や侵害に疲れ果てているように見える場合に当てはまります。

パートナーの感覚の問題に対処する

- パートナーの感覚を侵害するものがわかったら，それを避けるようにする

    感覚を侵害する可能性が避けられない場合は，相手が求めるものに注意を向けてください。

- パターンを探す

    相手は何に悩まされるのか説明できないことがあります。感情の高ぶりが増しそうな時や場所に注意を払ってください。

- 過敏さを個人的に受け取らない

    相手が特定の触り方を不快に思っても，それはあなたへの愛情とは何の関係もありません。

薬物の使用と乱用

　薬物のうち，アルコール，精神安定剤，覚醒剤は，心地悪い社会的状況や気まずい思いを和らげてくれます。アスペルガーがあると，ひとりの時間を過ごしたり，満足の得られる行動を繰り返したりする傾向があるため，特定の薬物がもつ常習性に拍車がかかることがあります。薬物やアルコールの乱用の徴候には，薬物使用が原因で責任を果たさない，薬物を使用した状態で運転する，薬物使用から法的なトラブルが生じる，薬物を使用すると行動が変わって喧嘩などの人間関係の問題が起こる，などがあります。ふたりの関係に効果的に取り組めるようにするには，薬物依存は治療が必要です。

パートナーが薬物乱用の問題に対処するのを助ける

- 脅したり，お説教したり，泣いたりするのは避ける

    そうした反応によって，通常，罪の意識が増し，飲酒や薬物使用の理由となります。

- パートナーにあなたが心配していることを伝える

    乱用に対処し，適切な治療法を見つけるのを手伝って支えてあげてください。言い訳や否定をする場合には，相手の行動の具体例を示しましょう。

- 相手の行動を隠したり，言い訳をしたりしない

　行きつく結果から相手を守ろうとしてはなりません。
- パートナーには治療が必要なことを明らかにする

　これには，飲酒や薬物の深刻な問題を克服するのに役立つ新しい対処スキルが必要となります。

パートナーの薬物乱用の問題に対処する

- 自分自身のニーズに焦点を合わせる

　相手の薬物乱用の問題があなた自身の人生と幸福の焦点とならないようにしてください。
- あなたはパートナーをサポートできる

　治療を受けさせることはできますが，変化を強要することはできません。相手が責任を認めて助けを求めることは，依存症からの回復に欠かせないステップです。
- パートナーの責務を引き受けないようにする

　引き受けてしまうと，相手は事の重要性がわからず，いとも簡単に薬物使用を続けるでしょう。
- 薬物の影響が見られるときは，口論を避ける

　必要であれば，距離を取ることです。
- 支援グループに参加する

　依存症に対処する家族を対象とした支援グループはとても助けになります。友人，家族，専門家，または信頼できるコミュニティに相談してください。

重要なポイント

　米国国立精神保健研究所によると，うつ病，不安，薬物乱用は併発することがよくあります（Regier et al., 1998）。アスペルガーに伴うこれらの症状やほかの症状は，さらに悪化してアスペルガー症候群が複雑化することがないように，注意と治療が必要です。パートナーが仕事や愛情関係で成果を上げて上手くい

くようにするには，治療が先になることもあります。そうでない場合，併存・合併疾患は，アスペルガー症候群の苦しい症状と併せて治療できます。

　併存・合併する症状の予後は，症状の重症度や個人の精神力の強さなど，多くの要因に左右されます。協力的なパートナーがいると，大きく違ってきます。何をおいても，パートナーが苦しんでいる症状をすべて真剣に受け止めてください。ケリーには物心ついて以来，アスペルガーと抑うつがあります。彼女の母親はいつも，部屋に入ってきては「暗いところに座ってちゃダメじゃない！　うつの人は暗がりに座っているんだから！」と大声で言いながら，ブラインドを上げて電気をつけるのでした。ケリーは何年も後になるまでうつ病の治療を受けませんでしたが，そのことについて憤りを感じています。電気をつけてもうつっぽさが和らぐことはありませんでした。実際には，彼女は理解されていないように感じ，そのことで抑うつが悪化したのです。

　パートナーの苦しみを認めて支えることは，アスペルガー症候群やそれに併存・合併する可能性のある症状を抱えた人生を前に進める上で，いちばんの助けになります。困難な時期を切り抜けるために相手があなたからどんな助けを必要としているのかについて，わかっていると思い込まずに，相手に尋ねてください。あなたが恋に落ちた理由，相手の独自の才能や達成したこと，ポジティブな特性に焦点を合わせましょう。

第12章
相いれない違い

耐えることで強くなると考える人もいるが，手放すことが強
くしてくれることもある。

——ヘルマン・ヘッセ

　ときには，カップルは最終的にそれぞれの道を行くことになります。カップ
ルとのセッションでは，私はできる限り，関係を保つことに焦点を合わせます。
けれども，助けを求めてやってくるまでに，積もり積もった悲しみや屈辱を乗
り越えられそうもない地点まですでに来てしまっている場合もあります。怒り
や恨みがあまりに強くなれば，ふたりはもう前向きになって一緒に取り組むこ
とはできません。

　あなたは相手を選びましたが，アスペルガー症候群のある人との関係の困難
の深さを選んだつもりはなかったでしょう。ふたりの関係についての期待と現
実が相いれないこともあるかもしれません。

　自分自身やふたりの関係をポジティブな方向に変えるため，できることは何
でもするのをお勧めします。問題解決のためにすべてをやり尽くしたと心から
思えなければ，関係に終止符を打っても後悔するかもしれません。パートナー
が依然として，目標の設定や生産的なコミュニケーション，あるいは，お互い
が満足するような関係に向けた取り組みをできない場合やしたがらない場合，
相手はメッセージを送っていて，あなたはそれに耳を傾ける必要があるのかも
しれません。カップルができる限りのことをやってみて，それ以上取り組めな
い場合，私はカップルができるだけ平和的に別れられるようにサポートします。

自分自身のことを考える

　時間をかけてふたりの関係を育て，より良いものにするため，あなたは当初，問題や怒りを起こさないようにしていたかもしれません。初めの頃にあなたが惹きつけられたものが，まさに，ふたりの関係が壊れる原因となっていることもあります。相手はただあなたと一緒にのんびり時間を過ごすのを楽しんでいたのに，今ではあなたをうんざりさせるだけで，どこにも行きたがりません。あるいは，頭が良くて物知りに見えたけれど，今では同じ話題についてしゃべり続けるので，あなたは聞いていられなくなります。

　第6章でお話したように，実りのある取り組みがまだ残っている限り，ひとりで，または相手と一緒に取り組みを続けられます。ひとりでできる本当に役立つ取り組みがなくなり，相手が取り組みに参加できない，またはしたがらない場合，ふたりの関係は停滞しているのです。正直に自分を見つめて決断すべきときかもしれません。その関係に留まりたいでしょうか？　それとも，自分のニーズを十分に満たしてもっと充実した人生を送るために行動を起こしたいでしょうか？

　この本を読み進める際に，あなたは大きな目標と小さな目標の両方を設定し，それらを達成するためにスモールステップで取り組んでいくことを決めました。求めるものが得られるまでどれくらい待てるかには限界があるかもしれません。この状況に耐え続けられるか，そして，そうするエネルギーがまだ残っているかを判断できるのはあなただけです。あなたは，相手との愛情を再燃させて深めるために，関係に留まって取り組みを続けられるでしょうか？

別れることを考える

　カップルは関係の様々な時点で関係を終わりにしようと考えることがあります。ときには，不幸でありながらも特定の心地良さがあるために，必要以上に長く関係に留まることもあります。アスペルガーのパートナーは要求が少なく，ひとりにしておいてくれるので，自分のことができるという場合もあるでしょう。もちろん，それはそもそも，別れを考え始めた理由でもあるかもしれません。また，アスペルガーに関係のある理由で関係を終わりにしようとすること

に罪悪感を覚える場合もあります。

●心の葛藤

　何かについて矛盾した感情を抱くとき，心の葛藤が生じます。多くの人は，愛情の分かち合いや一緒に過ごした良い時の思い出が日々の頭痛の種や孤独感と相まって葛藤するのです。どれほど相手を憎んでいても，たぶん，多くの点でまだ愛しているのではないでしょうか。もう愛してもいなかったとしても，気遣いから，相手を傷つけたくないと思うことでしょう。相手についての相反する感情によって，関係に留まるか別れるか，決断しづらくなります。

　そうした状況では，メリットとデメリットのリストを作ってどうすべきか見極めようとする人もいます。それが役に立つと思えばやってみるといいでしょう。ただ，相反する感情があると，感情が行ったり来たりしやすいので，必ずしも役に立つわけではありません。メリットとデメリットのリストは気持ちの変化とともに変わり，自分の気分や相手についての現在の気持ちに左右されます。変化への怖れや相手に対する心配から，終わりを迎えた関係に留まり続ける人もいます。

　関係を終わらせるのをためらう理由には，次のようなものがよくあります。

・アスペルガーのある相手には私が必要

　　バランスの欠けた関係に身を置きたいかどうか，あなたが判断しなければなりません。相手にサポートが必要だと思う場合は，相手が確実にサポートを得られるようにしてください。

・相手は私を愛してくれているし，私が別れたがっていることを知らないのだから，驚かせてしまうし，「とどめを刺す」ことになる

　　おそらく，あなたのパートナーは，あなたが縁を切りたがっていることや，別れたくなった原因となったふたりの間の問題について，わかっていないでしょう。あなたは相手に伝えようとしたかもしれませんし，そうした問題に取り組もうとしたかもしれませんが，何らかの理由で相手には理解できないのです。あなたに相手に対する強い想いがもうないのであれば，罪悪感から関係に留まるのは良いことではないでしょう。

- 家族や友人たちはなんて思うだろう？

　　多くの人はこうした心配をしますが，それを過ぎると物事は悪化して，他人にどう思われるかなどどうでもよくなるほどになります。自分が本当に欲しているものを得るために，すべきことをしてください。あなたは充実したパートナーシップを得るに値するのです。

- 相手を見捨てることなんてできない。障害があるんだから，一緒にいて，それを乗り越えるのを助けるべきだ

　　アスペルガー症候群のある人にはいろんな人がいて，性格も様々です。相手のもとを去りたいのであればそうしてください。相手はあなたのニーズを満たそうと努力しないわけで，それはアスペルガーがあるからではありません。相手にアスペルガーがあるからというだけでは，関係に留まるのも別れるのも，筋が通りません。

- 相手が私を受け入れてくれるように，どうしてありのままの相手を受け入れられないのだろう？

　　ふたりの関係でのあなたのニーズを相手が満たせないから別れを考えるのは，あなたがありのままの相手を受け入れられないということではありません。あなたはアスペルガーを理解しながらも，これまで相手と一緒にいることを選んできたのです。ここで主に問題となるのは，あなたにもニーズがあるという事実です。

- 子どもはどうなるのだろう？

　　離婚と不幸な関係のどちらも，子どもに悪影響を及ぼす可能性があります。両親が一緒にいても別れていても，両親の対立や破壊的な行動は子どもに否定的な影響を及ぼすことが研究で明らかになっています（Wallerstein and Blakeslee 2003）。別れても別れなくても，ふたりの関係が子どもにダメージを与えないようにする責任があなたにはあるのです。

　　感情的または身体的に相手から何度もわざと傷つけられるような虐待関係にある場合でも，関係に終止符を打つ必要性が感情で曇ってしまうことがよくあります。

　　パートナーはかつて，あなたの人生の最も退屈な時期にドキドキさせてくれました。けれども，現状について，あなたは落ち込んでばかりいるのではない

でしょうか。専門家と一緒に取り組むことも，混乱をなくし，状況を分析して合理的な判断を下す上で助けになるかもしれません。思いつく限りのことをやってみてから，さらにもう少し努力すれば，はっきりと決断することができ，後で後悔する可能性は低くなります。少し時間を取って，ふたりの関係を終わらせるのはどんな感じがするか，日記に書いてください。あなたの人生はどんな感じになるでしょうか？　あなたの将来の物語を書いてみましょう。

●**関係の終わりを示す兆候**

　相手の見解への対処や，もっとシステマチックで合理的な方法で相手と関わらなければいけないことを考えたとき，腹が立ち，へとへとになったように感じるでしょうか？　ふたりの関係が予想以上に大変で，取り組みを続けられないことや続けたいと思えないこともあります。次に当てはまる場合は，本当に関係に終止符を打つべき時かもしれません。

- ふたりの間の取り組みをすべてやり尽くした

　　あなたも相手も関係を改善したいと言うかもしれませんが，それなら，その取り組みはふたり揃って行うことが必要です。相手にアスペルガーがあるせいで，たぶん，あなたの方が取り組みを多く行っているのではないでしょうか。けれども，あなたひとりですべてを行うことはできないのです。すべてを試し尽くしても，相手が何らかの形であなたと一緒に参加しようとしないなら，踏ん切りをつけることを考えてみてください。

- ほとんどいつも，空っぽで寂しく感じる

　　その状態が変わりそうに思えないなら，別れることが必要かもしれません。

- 何らかの形で虐待を受けている

　　身体的なものであれ，感情的なものであれ，どんな虐待も，ふたりの未来の関係に対する危険信号となり得ます。控えめに見ても，虐待は耐えるべきものではありません。

- 自己の感覚を失くす

　　これは，ふたりの関係を通じて，相手に合わせるために自分の基本的な価値観や信念や目標を変えた場合に起こることがあります。相手の現

実の中で相手と暮らすために自分がすっかり変わってしまったのなら，自分の人生を取り戻す時かもしれません。

- ふたりの関係について大きなフラストレーションを感じる

　これは，自分の基本的なニーズや最も大切な感情面のニーズが満たされていない場合に特に当てはまるでしょう。

●別れを決意する

　関係に終止符を打つのは難しい場合がほとんどですが，そうするのが正しいこともあります。人生のほかの経験と同じように，ふたりの間の状況を避けたり否定したりしても上手くいきません。関係を終わりにするというと，失敗を連想しがちですが，非難や批判をする必要はないのです。激怒やあら捜しや嘘は，関係者全員を傷つけ，あなたの自尊心も損なうことがあります。

　関係を終わりにするのを選んだとしても，喪失感はあり，傷つきもします。死は人生の最もつらい事実のひとつですが，関係の終焉は愛の最もつらい事実のひとつです。関係を終わらせるのがつらいほど，その過程を学びと個人の成長の源泉とすることができるのです。

ふたりの関係に終止符を打つ

　ふたりの関係を終わりにする決意をした場合，アスペルガーがある相手との別れには，特有の考慮すべき懸念事項がいくつかあります。あなたは今ではもう相手を十分に知っているので，どう反応するか予想がつくでしょう。お互いがこの状況について余裕をもって話し合い，それについてお互いの気持ちを理解できるように，時と場所を選んでください。

　ふたりの関係を難しくしたアスペルガーの特性の一部が，同じように別れも難しくすることがあります。たとえば，アスペルガーがあると，別れを切り出されたときに感じる悲しさや怒りをどう言葉にしたらいいかわからないことがあります。彼らは，ふたりの関係について，何を尋ねたらいいのか，どのように闘えばいいのか，わからないかもしれません。

　多くの場合，関係が終わるときにアスペルガーのない側は，自分が別れを切

り出したにもかかわらず，自分が見捨てられ，拒絶されたように感じます。ア
スペルガーのパートナーは，あなたの言うことに耳を傾け，悲しそうに関係の
終わりを受け入れるでしょう。反対に，相手は傷つき，怒りを感じることもあ
ります。相手は腹を立てて怒鳴ったり，あなたを罵ったりするかもしれません。
口論したり，過剰に自己弁護をしたりしないようにしてください。相手がどん
な反応をしようと，愛情と思いやりを示し続けましょう。相手の反応は別れの
プロセスの最も大変なステップのひとつかもしれませんが，関係を終わりにし
て再び歩み出す上でお互いにとって重要です。

別れの切り出し方

　関係を終わりにすることを話し合うには，道理にかなった思慮深い方法が役
立つでしょう。あなたが関係を終わりにすべきだと考える理由を書き出してく
ださい。その理由をはっきりと敬意をもって伝えることです。誠実に相手に近
寄り，行動を観察して，質問に合理的に答えられるよう準備してください。

　アスペルガーのパートナーの場合，皮肉なことに，論理的で筋の通った理由
を突きつけられる方が実際には傷つくことがあります。泣きながらヒステリッ
クに別れを切り出されるのとは違ったレベルで，根本的な理由を理解するから
です。けれども，そうした方が深く傷つくというのは，より良く理解できるか
らというだけであって，相手が理解すれば，お互い前に進めるようになるでしょ
う。現在の関係でずっと満たされないままでいる自分のニーズに焦点を合わせ
ることです。できるだけ明確に，理性的に話してください。あなたが与えた情
報を受け入れる時間を相手にあげましょう。ふたりの関係や関係を終わりにす
るあなたの決意について，相手が心配やフラストレーションを示している間は，
耳を傾けてください。

● それでも敬意は大切

　ふたりの関係がどんなふうになっても，相手はあなたがかつて愛した人であ
ることに変わりはありませんし，たぶん，今でも愛していることでしょう。愛
が十分でないままに関係が終わるとしても，まだお互いに敬意をもって接する
ことはできるのです。誠実さは敬意と愛情を示してくれる，まさに，最善の手
だてです。あなたがふたりの関係から学んだことや，相手についてあなたが感

謝していることを相手に伝えましょう。ただし，あなたが本当に関係を終わりにする準備ができているなら，あなたの相反する感情によって相手を混乱させないようにしてください。

一からの出直し

　関係の終わらせ方を含め，ひとつの関係でのあなたの行動は，次の関係での行動に影響します。この本のアドバイスがあなたの現在の関係を改善する上で役立たなかったのなら，あなたの未来の関係を良いものにする助けとなることを願います。ご紹介したヒントや提案を試し，この関係を終わらせる意識的な理由と無意識の理由の両方を理解すれば，もっと自覚をもって未来の関係へと一歩踏み出せるでしょう。

■ワーク12.1

私の理想のパートナーシップ

　このワークは，パートナーとパートナーシップにおいて，あなたが何を求めているのかを考えるのに役立ちます。このワークを行うことで，人生を再スタートさせて理想のパートナーシップに向かって進む準備ができます。

1. 時間を取って，日常レベルでパートナーに求める特質について考えます。これは，現在のパートナーに対する反発であってはならず，将来の夢です。
2. 日記か1枚の紙に，理想のパートナーの特徴と次のパートナーシップで得たいものをすべて書き出します。
3. このリストを保管して，見るようにしてください。自分が求めるものや願うことを見失ってはなりません。
4. 次のパートナーシップが完璧なものとはならないことを覚悟しましょう。現在の関係よりは多くのニーズが満たされるかもしれませんが，

どんなパートナーシップでも取り組みや妥協は必要です。

　ふたりの関係やそれを改善しようと試みた取り組みから，あなたが多くを学んだことを願います。別れを決意したら，ある程度の時間を取って自分を取り戻しましょう。新しい関係にあまりに早く飛び込むと，現在の関係を始めた，あるいは終わりにしたのと同じパターンを一部繰り返すおそれがあります。現在の関係で学んだことで，忘れずに次の関係に応用したいことを日記に書きましょう。自分の心に従って夢を叶えようとする際，自分の個人的な目標を心に留めておいてください。

重要なポイント

　あなたがパートナーとの違いの溝を埋める方法が見つからない場合や，単にこれ以上続けていくエネルギーや愛情がない場合は，踏ん切りをつける時かもしれません。パートナーシップに求めている重要なことが現在の関係で満たされていないと感じているなら，本格的に変化を起こすことを正直に考えてみてください。その場合，相反する感情や，これ以上居たくはない場所にあなたを留めている様々な思い込みがないか，チェックする必要があります。

　ふたりの関係に大きな問題があるのがわかっているのに，一緒にいるべきか別れるべきか判断できない状態が続いているなら，理解力のある友人や家族，あるいは専門家に助言を求めるのもいいかもしれません。そうすることも，あらゆる選択肢を試すことのひとつとなって，最終的に決断して人生の次の一歩を踏み出したときに，罪悪感を覚えたり自己批判をしたりしなくて済むことがあります。お互いが満たされる関係の中で，自分の大切なニーズを満たして充実した人生を送る権利があなたにはあるのです。

第13章
留まることを選ぶ

愛を救うには，愛を深めるしかない。

——ヘンリー・デイヴィッド・ソロー

　どちらかにアスペルガー症候群のある関係を幸せで満ち足りたものにするのは可能です。あなたとパートナーが恋に落ちたのには理由があるのです。あなたが心から望んでいる親密な関係とふたり一緒の人生に向かって，歩みを続けることはできます。

　この本では，ふたりの関係に留まることを選ぶこと，そして，あなたとパートナーにとって関係がもっと満たされたものにするために必要な取り組みについて，ページの大半を割いています。この章では，この先，心に留めておくべき重要なポイントをいくつか振り返ります。その際に，あなたとパートナーが今後従うべき明確な契約書を作成するお手伝いもします。「幸せに暮らしました」の新しい定義に基づいて，あなたとパートナーはふたりの関係について契約を交わし，ともに心を寄せながら前に進むのです。

知ってさえいたら

　多くのカップルは，パートナーシップについての取り決めを文面で行わずに暮らし始め，求めていることや責務について率直に話し合うことを軽視します。あなたが最初にパートナーと交わした契約は，関係の現時点で見直すことが必

要かもしれません。絆の強い，幸せなパートナーシップの中で暮らす方法はひとつではありません。子育てや友情に様々なモデルがあるように，パートナーシップで機能するモデルも多様です。あなたたちにとって上手くいくのであれば，それは良いパートナーシップなのです。

　あなたとパートナーにとって上手くいく関係は，ほかのカップルでは上手くいかないかもしれません。お互いのニーズが満たされ，各自やふたりの関係が変わるにつれて変化するようなパートナーシップに身を置くことが何よりも重要です。お互いの関わり方についての他人の意見は的外れの仮定に基づいていることがあり，あなたたちには当てはまらないかもしれないのです。

パートナーシップの契約書

　ともにパートナーシップを築く上で価値ある前進を行うには，コミュニケーションを取って，お互いの違いに敬意を払うことが必要です。あなたもパートナーも，ふたりの関係にポジティブな特性や質をもたらします。お互いに耳を傾け，隠し立てをしないことが大切です。それぞれが，自分や相手のニーズが満たされるように自発的に取り組まなければなりません。ふたりの新しいパートナーシップの契約書は，お互いのニーズとふたりの関係にお互いが満足できるようにすることに焦点を合わせる必要があります。

　実際に契約書を作る人はほとんどいませんが，アスペルガーの人やそのパートナーには役立つことがあります。ふたりで何が自分たちに役立つか判断することが必要です。よくわからなければ，試してみましょう。重要な事柄をすべてカバーしてニーズや期待を明確にする限り，ニーズや目標を書き出さずに話し合いたければ，それでもかまいません。正式なものでなくても，文書の形でまとめると，話し合った内容の重要な点をお互いに思い出すのに役立つでしょう。文書にまとめれば，6カ月後，あるいは1年後に，目標や夢がどうなっているか話し合う際の糸口にもなります。

パートナーシップの契約書

　ここに示したモデルを基にして，自分たちのパートナーシップの契約書を作成することができます。作成すると，ふたりの間のニーズを満たして目標を達成する大切さを思い出すのに役立つことがあり，取り組みの継続が具体的な形跡として残ります。ふたりの関係にともに取り組む上で，次のことを誓います。

1. 誠意をもって相手の話を聴く。お互いの見解を理解するために懸命に努力する。
2. 正直にコミュニケーションし，何を求めていて，それにはどうしたらいいのかについて，明確な指示を与える。

現在の目標

サル	アンディ
• 私は，相手を困らせる次の3つの行動をやめるように懸命に努力します。	
ひとりで食事する	相手がひとりで時間を過ごすことについて小言を言う
帰宅時にただいまを言わない	相手がひとりになりたがっているときに後をついて行く
絶対に外食をしない	外食をしたがらないときに料理するのを拒否する
• 私は相手が大好きな次の3つのことを続けます。	
相手のために洋服をたたむ	チョコレートを買って帰る
少なくとも1日1回テキストメッセージを送る	研究論文をEメールで送る
相手のために音楽のCDを作る	相手の車のガソリンを満タンにしておく

家計について

　1万円を超える額の出費を伴う決定を行うときは，話し合って意見を一致させます。最初に話し合うことをせずに出費するようなことはしません。

　署名によって，このパートナーシップ契約書に誠意をもって従うことを誓います。この契約書に従う上で問題が生じるときは，お互いが変わるチャンスです。

　この契約書は署名日から6カ月以内に見直し，再度話し合いを行います。

署名　　　　　　　　　　　　　署名

日付：　　　　　　　　　　　　日付：

　あなたとパートナーにとって意味があるのであれば，たくさんのカテゴリーを作ってもかまいません。年に1度か2度話し合い，目標が引き続き達成されているか，新しい目標を追加したいかなど，パートナーシップのビジョンを見直すといいでしょう。また，契約書に補足シートを貼り付けて，個人的な目標やふたりの目標，それを達成するための計画を付け加えることもできます。ただし，一度にあまりに多くの目標に取り組むのはお勧めしません。どちらにとっても実際にできそうな明確な取り決めをすれば，上手くいきやすいでしょう。

ふたりの関係の幸せ

　あなたのニーズのすべてをひとりの人間が満たせるわけではないことを覚えておくと助けになるでしょう。人生はいい時期と悪い時期の繰り返しで，あなたがパートナーと一緒になってからの人生は，新しく，素晴らしく，取り組みがいのある現在の経験へと続いています。パートナーとこれからも幸せに暮らすというのは，四六時中幸せでいるという意味ではありません。それは，あなたが愛し，あなたを愛してくれる人と，予想もしない浮き沈みに満ちた人生を分かち合うということなのです。それができる相手がほかにいるでしょうか？

「幸せに暮らしました」の再定義

　この体系化されたワークであなたとパートナーは，アスペルガー症候群やお互いのこと，ふたりの関係についての現在の理解を基に，ふたりの目標や夢について考えます。

1． パートナーとの幸せとはあなたにとって何を意味するかについて，数行以上の文章にします。文章にしたくなければ，真剣に考え，必要であればメモを取り，パートナーと有意義な話し合いができるようにしましょう。
2． ふたりでの人生の目標や夢についてパートナーと話し合い，自分の考えを相手に話します。それは，ふたりで家を買う，老後を楽しむために貯金する，といった単純なものでもいいですし，将来の旅行や人生の変化についてビジョンを分かち合うというような複雑なものでもかまいません。
3． もっと深い安心感と愛情をもたらしてくれる変化を起こすために工夫しながら，心から相手の話に耳を傾けます。

重要なポイント

　変化はどこからでも始められます。あなたは自分の考えや態度，行動，感情を変えることができ，どこから始めても，それはあなたとパートナーのどちらにも，何らかの形で影響するのです。一方が相手に影響を及ぼさずに変わることなどできません。それは，人間関係における化学方程式のようなものです。あなたは，ふたりの関係でいつも，理解し，妥協し，最終的に責任を負う立場になるのに嫌気がさしているかもしれません。相手と関わろうと最善を尽したとき，相手の見解について，ある重要な情報が欠けていた可能性を考えてください。あなた自身やあなたがずっと言おうとしてきたことをパートナーに理解

してもらうには，必要な言語を覚えることが，現状に違いをもたらす重要な鍵となるかもしれないのです。

　ともに歩む人生のビジョンを分かち合えば，困難な時にもふたりは一緒にいられます。共通の関心事や目標にふたりで取り組むことで，ふたりの関係の土台をどんどん強くし続けられるのです。自分個人の目標を維持することはあなたにとって変わらず重要ですが，ふたりの関係の目標に取り組んでそれを達成することも，生き生きとさせてくれます。ふたりの目標を達成したときには，喜びを分かち合えるのです。

第14章
新しいパートナーシップに
向かって

あなたのいるところ，それが我が家。
　　　　　　　　　　　　——エミリー・ディキンソン

　私たちは誰もが，変わり，成長します。あなたたちの関係は現在，未完成で，いつも作業進行中かもしれません。お互いのためにするちょっとしたことが愛情を示し，感謝は積み重なっていきます。より健全で充実した関係を築くには，個人として，また，カップルとしてのお互いの長所や短所を総合的に考慮することが必要です。

人間の幅広さ

　「普通」の行動や「普通」の関係は幅広く存在します。人間の幅広さやその多様性に思いを馳せるのを忘れないでください。あなたとパートナーの個人的な目標がお互いに大きく違う場合もあります。あなたは，責任を平等に分かち合える対等なパートナーを求めているかもしれません。また，あなたのアスペルガーのパートナーは，自分にとって大変なことをたくさん引き受けてくれる相手を求めているかもしれません。あなたたちの関係は，今ふたりの関係を通じてお互いのために，更新し，変化し，評価し，歩み寄って，ニーズの変化に対応する必要があるのです。

アスペルガー症候群を受け入れる

　アスペルガー症候群はふたりの関係に様々な強みと弱点をもたらします。あなたがその強みに焦点を合わせて自分の期待を現実的なものにすれば，相手はもっとポジティブにあなたに関わるようになるかもしれません。相手があなたとともに変われるかどうかを問わず，あなたがアスペルガーを理解すれば，安心感を与えられるでしょう。

　あなたもパートナーも，アスペルガー症候群とそれによって生じるふたりの間の違いを受け入れることが必要です。トニー・アトウッドによると，どちらかにアスペルガーのあるカップルで関係が上手くいっている場合，次の3つの特徴が共通して見られるそうです（Attwood, 1998）。

- アスペルガー症候群の診断を受けたことをどちらも知っていて，受け入れている。
- 関係を上手くいかせようとする意欲がどちらにも見られる。特に，アスペルガーのある方が，相手から特定の手引きを喜んで受け入れている。
- アスペルガーとパートナーシップの問題におけるアスペルガーの役割を理解している博識なカウンセラーに相談できる。

　パートナーはふたりの関係での自分の役割に苦心しているかもしれません。あなたは，社会や関係について相手が理解するのを手伝うことができるのです。ふたりの関係に暗黙のルールがあれば，それを明確にして必要に応じて歩み寄ると助けとなるでしょう。

変化はまずあなたから

　多くのパートナーシップのシステムでは，相性の方程式は次のように働きます。あなたがポジティブな反応を増やせば，パートナーのポジティブな反応も増えるのです。あなたが嫌いなことを相手が行った場合には，ポジティブに反応するのはとても難しいかもしれません。けれども，反応を変えることで，しまいには相手も変わる可能性は高いので，そうした状況でもがんばる価値はあ

るでしょう。

　また，アスペルガーのパートナーには，さらにもう一段階が必要かもしれません。あなたが相手にネガティブに反応するのをやめても，相手の変化はストレスが減って穏やかさや幸福感が増すだけかもしれません。これは，相手のその他の行動の望ましい変化にはつながらないこともあります。遠回しに変化を促してもまったく効果がない場合もあるでしょう。けれども，もっと穏やかで愛情深い雰囲気があれば，相手はあなたの建設的な批評やフィードバックにもっと耳を傾けてくれるかもしれないのです。パートナーは認められていると感じ，上手くいけば，理解できるものである限り，自分に対するあなたの前向きな期待に応えようとすることが多くなるでしょう。今すぐには何もできない，あるいは，どんなにがんばってもあなたの基準を満たせないと感じれば，やろうとしなくなる可能性があります。

自分自身が変わる

　あなたの人生を自分が望むようなものにしましょう。変化を求めるなら，自分自身を変えることから始めなければなりません。自分自身が成長し，自立するとともに，相手との関係で必要なものをもっと得られるような方法で前に進んでください。自分自身について，そして相手について知り，相手の行動の解釈を変え，相手の言葉で話すことを覚えるには，時間と本物の持久力が必要です。けれども，このプロセスには，十二分に関わり，ニーズをより多く満たすための道が含まれているのです。

●忍耐と愛情をもって前進する

　自分自身が変わろうとする際に，変化がどれだけ大変で不快なものかわかるでしょう。アスペルガーのパートナーは，あなたよりも大変な思いをしながら変化しているのかもしれません。気長に根気強く自ら変化し，変えるべきこととその変え方について手引きしながら，相手に忍耐と理解を示し続けてください。

　あなたがパートナーをジャッジすることが減れば，相手はあなたやあなたのフィードバックにより良く注意を払えます。プレッシャーをかけなければ，相手は変わり，ふたりとも緊張を感じることが少なくなるでしょう。簡単に思え

ることを相手が自然にできるようにならないのにがっかりするかもしれません
が，求めているものが得られなかったり相手がまた同じ間違いをしたりする状
況に甘んじるより，相手に教えなければならないことの方がずっとマシです。
　この本のアドバイスに従っていれば，ふたりの間でいくつかの変化がすでに
起こり始めているでしょう。それはごくちょっとした変化かもしれません。大
きな変化はもっとゆっくり起こります。問題や障害に出くわす可能性があるこ
とを肝に銘じてください。ふたりの関係に障壁が立ちはだかったときは，自分
や相手やふたりの関係がダメなのだと解釈しないように気をつけましょう。見
直しは必要かもしれませんが，問題は物事が決して変わらないという証拠には
なりません。障壁は，見直し，再び歩み寄り，再度試みるために注意すべき，
ふたりの関係のシグナルと考えてください。

●恨みを捨てる

　パートナーを理解してアスペルガーがふたりの関係をどのように複雑にして
いるか知るにつれて，悲しみ，怒り，恨みといった正当な感情に折り合いをつ
けることが必要な場合もあります。このプロセスは続きます。過去の体験につ
いての感情が，現在や未来のパートナーシップに対するあなたの取り組みの邪
魔にならないようにしましょう。そうした感情はときどき再燃しますが，お互
いに完全には理解していない物事について相手に怒り続けるのはフェアでない
ように思えます。パートナーが何かをできなかったのは，それが理解できない，
あるいは，自分にとって意味をなさないことだったからでしょう。過去から学
びながらも，ふたりの未来に向かって歩み続けてください。これからは，パー
トナーとの違った関係に焦点を合わせましょう。

助けを求める

　ふたりの間にある多くの問題を解決する際には，あなた自身の健康や幸せや
満足な状態がとても重要だということを忘れないでください。アスペルガーの
パートナーをもつ人たちのオンラインフォーラムや地元のサポート団体に参加
すると助けになるかもしれません。そうしたところでは，体験を分かち合い，
孤独感やフラストレーションを減らすことができます。自分自身を大事にして，
自分にできる何らかの妥当な方法で自らのニーズを満たせるようなライフスタ

イルを編み出し，それを維持することが大切です。必要に感じたら，メンタルヘルスの専門家に助けを求めることを考えましょう。

和合の状態

　全体的に見て，アスペルガーの人とその親密なパートナーがお互い健全で幸せに暮らすには何が役立つか，また，何がそれをできなくさせるのかについては，さらなる研究が明らかにしてくれるでしょう。Interactive Autism Network（インタラクティブ自閉症ネットワーク：www.iancommunity.org）では大規模なデータベースに情報を収集していて，どちらか一方または両方にアスペルガーのある関係について，必要な情報が最終的に得られるかもしれません。そうした関係について現在入手できる情報のほとんどは，個人的な言い分やエピソードです。研究によって，アスペルガーのある関係に存在する強みや弱点，特定のストレス要因と関係上の困難，そして男女差を理解できるようになるでしょう。私たちがより多くを知れば，あなたのような人がアスペルガー症候群のある相手との関係に取り組むのをもっと助けられます。

愛を選ぶ

　ふたりの関係は，これまでにあなた個人が行った特定の選択を通じて育ってきました。現在のふたりの関係で物事の進展の仕方が気に入らなければ，別の選択をすることができます。自分のニーズを満たし，親密な関係や現在のパートナーと築いてきた生活を楽しむことに焦点を合わせる選択をすればいいのです。あなたとパートナーの行く道は長いですが，今では，あなたが必要とし，望む愛に近づき始めています。それはあなたの中にあるのです。かつて，パートナーについてどんなふうに感じていたか，あなたは覚えていますか？

参考図書

アスペルガー症候群についてさらに学びたい人

Ariel, C. N., and R. A. Naseef, eds. 2006. *Voices from the Spectrum: Parents, Grand-parents, Siblings, People with Autism, and Professionals Share Their Wisdom*. London: Jessica Kingsley Publishers.

Attwood, T. 2007. *The Complete Guide to Asperger's Syndrome*. London: Jessica Kingsley Publishers.

Baron-Cohen, S. 2003. *The Essential Difference: Male and Female Brains and the Truth about Autism*. New York: Basic Books.（三宅真砂子（訳）．2005．共感する女脳, システム化する男脳．東京：NHK出版）

Gaus, V. L. 2011. *Living Well on the Spectrum: How to Use Your Strengths to Meet the Challenges of Asperger Syndrome / High-Functioning Autism*. New York: The Guilford Press.

Hénault, I. 2006. *Asperger's Syndrome and Sexuality: From Adolescence through Adulthood*. London: Jessica Kingsley Publishers.

Ortiz, J. M. 2008. *The Myriad Gifts of Asperger's Syndrome*. London: Jessica Kingsley Publishers.

Shore, S., and L. G. Rastelli. 2006. *Understanding Autism for Dummies*. Hoboken, NJ: Wiley Publishing.

Simone, R. 2010. *Aspergirls: Empowering Females with Asperger Syndrome*. London: Jessica Kingsley Publishers.（牧野恵（訳）．2011．アスパーガール：アスペルガーの女性に力を．東京：スペクトラム出版社）

アスペルガー症候群のパートナーとの親密さについて

Aston, M. 2003. *Aspergers in Love: Couple Relationships and Family Affairs*. London: Jessica Kingsley Publishers.（宮尾益知（監訳）．2015．アスペルガーと愛：ASのパートナーと幸せに生きていくために．東京：東京書籍）

Aston, M. C. 2001. *The Other Half of Asperger Syndrome: A Guide to Living in an Inti-*

mate *Relationship with a Partner Who Has Asperger Syndrome*. London: The National Autistic Society.（黒川由美（訳）．アスペルガーのパートナーと暮らすあなたへ．スペクトラム出版社）

Bentley, K. 2007. *Alone Together: Making an Asperger Marriage Work*. London: Jessica Kingsley Publishers.（室﨑育美（訳）．2008．一緒にいてもひとり──アスペルガーの結婚がうまくいくために．東京書籍）

Hendrickx, S., and K. Newton. 2007. *Asperger Syndrome: A Love Story*. London: Jessica Kingsley Publishers.

Jacobs, B. 2006. *Loving Mr. Spock: Understanding an Aloof Lover — Could It Be Asperger Syndrome?* New ed. London: Jessica Kingsley Publishers.

Simone, R. 2009. *22 Things a Woman Must Know: If She Loves a Man with Asperger's Syndrome*. London: Jessica Kingsley Publishers.（牧瀬恵（訳）．2010．アスペルガーのパートナーのいる女性が知っておくべき22の心得．スペクトラム出版社）

Slater-Walker, G., and C. Slater-Walker. 2002. *An Asperger Marriage*. London: Jessica Kingsley Publishers.

Stanford, A. 2003. *Asperger Syndrome and Long-Term Relationships*. London: Jessica Kingsley Publishers.

あなたの怒りへの対処を助けるために

Eifert, G. H., M. McKay, and J. P. Forsyth. 2006. *ACT on Life, Not on Anger: The New Acceptance & Commitment Therapy Guide to Problem Anger*. Oakland, CA: New Harbinger Publications.

Lerner, H. 1997. *The Dance of Anger: A Woman's Guide to Changing the Patterns of Intimate Relationships*. New York: HarperCollins Publishers.

自閉症やアスペルガー症候群の成人による著作

Carley, M. J. 2008. *Asperger's from the Inside Out: A Supportive and Practical Guide for Anyone with Asperger's Syndrome*. New York: Penguin Group.

Grandin, T. 1996. *Thinking in Pictures: And Other Reports from My Life with Autism*. New York: Vintage Books.（カニングハム久子（訳）．1997．自閉症の才能開発──自閉症と天才をつなぐ環．学研プラス）

Grandin, T., and S. Barron. 2005. *Unwritten Rules of Social Relationships: Decoding Social Mysteries through the Unique Perspectives of Autism*. Arlington, TX: Future Horizons.（門脇陽子（訳）．2009．自閉症スペクトラム障害のある人が才能をいかすための人間関係10のルール．明石書店）

Holliday Willey, L. 1999. *Pretending to Be Normal: Living with Asperger's Syndrome.* London: Jessica Kingsley Publishers. （ニキリンコ（訳）. 2002. アスペルガー的人生. 東京書籍）

Newport, J. 2001. *Your Life Is Not a Label: A Guide to Living Fully with Autism and Asperger's Syndrome for Parents, Professionals, and You.* Arlington, TX: Future Horizons.

Newport, J., and M. Newport. 2007. *Mozart and the Whale: An Asperger's Love Story.* With J. Dodd. New York: Touchstone. （八坂ありさ（訳）. 2007. モーツァルトとクジラ. 日本放送出版協会）

Robison, J. E. 2007. *Look Me in the Eye: My Life with Asperger's.* New York: Crown Publishers. （テーラー幸恵（訳）. 2009. 眼を見なさい！　アスペルガーとともに生きる. 東京書籍）

Robison, J. E. 2011. *Be Different: Adventures of a Free-Range Aspergian with Practical Advice for Aspergians, Misfits, Families, and Teachers.* New York: Crown Archetype.

Shore, S. 2003. *Beyond the Wall: Personal Experiences with Autism and Asperger Syndrome.* 2nd ed. Shawnee Mission, KS: Autism Asperger Publishing Company. （森由美子（訳）. 2004. 壁のむこうへ：自閉症の私の人生. 学習研究社）

Tammet, D. 2007. *Born on a Blue Day: Inside the Extraordinary Mind of an Autistic Savant.* New York: Free Press. （古屋美登里（訳）. 2014. ぼくには数字が風景に見える. 講談社）

Williams, D. 1994. *Somebody Somewhere: Breaking Free from the World of Autism.* New York: Three Rivers Press. （河野万里子（訳）. 2001. 自閉症だった私へⅡ. 新潮社）

Williams, D. 1999. *Nobody Nowhere: The Remarkable Autobiography of an Autistic Girl.* London: Jessica Kingsley Publishers. （河野万里子（訳）. 2000. 自閉症だった私へ. 新潮社）

文　献

American Psychiatric Association (APA). 1994. *Diagnostic and Statistical Manual of Mental Disorders (DSM-IV)*. 4th ed. Washington, DC: American Psychiatric Association.

American Psychiatric Association (APA). 2000. *Diagnostic and Statistical Manual of Mental Disorders (DSM-IV-TR)*. 4th ed., text rev. Washington, DC: American Psychiatric Association.

Asperger, H. (1944) 1991. "Autistic Psychopathy in Childhood." Translated and annotated by U. Frith. In *Autism and Asperger Syndrome*, 1st ed., edited by U. Frith, 37–92. Cambridge: Cambridge University Press.

Asperger, H. 1979. "Problems of Infantile Autism." *Communication* 13:45–52.

Aston, M. 2009. *The Asperger Couple's Workbook: Practical Advice and Activities for Couples and Counsellors*. London: Jessica Kingsley Publishers.

Attwood, T. 1998. *Asperger's Syndrome: A Guide for Parents and Professionals*. London: Jessica Kingsley Publishers.

Attwood, T. 2007a. *The Complete Guide to Asperger's Syndrome*. London: Jessica Kingsley Publishers.

Attwood, T. 2007b. "Relationship Problems of Adults with Asperger's Syndrome." *Good Autism Practice (GAP)* 8 (1):13–24.

Baron-Cohen, S. 2003. *The Essential Difference: Men, Women, and the Extreme Male Brain*. New York: Basic Books.

Baron-Cohen, S., J. Richler, D. Bisarya, N. Gurunathan, and S. Wheelwright. 2003. "The Systemizing Quotient: An Investigation of Adults with Asperger Syndrome or High-Functioning Autism, and Normal Sex Differences." *Philosophical Transactions of the Royal Society* 358 (1430):361–740. doi:10.1098/rstb.2002.1206.

Baron-Cohen, S., and S. Wheelwright. 2004. "The Empathy Quotient: An Investigation of Adults with Asperger Syndrome or High- Functioning Autism, and Normal Sex Differences." *Journal of Autism and Developmental Disorders* 34 (2):163–75.

Beck, A. T. 1988. *Love Is Never Enough: How Couples Can Overcome Misunderstandings, Resolve Conflicts, and Solve Relationship Problems through Cognitive Therapy*.

New York: Harper and Row Publishers.

Boyle, C. A., K. van Naarden Braun, and M. Yeargin-Allsopp. 2005. "Prevalence and Genetic Epidemiology of Developmental Disabilities." In *Genetics of Developmental Disabilities*, edited by M. G. Butler and F. J. Meaney, 693–742. Boca Raton, FL: Taylor and Francis Group.

Centers for Disease Control (CDC). 2011. "What We've Learned about Autism Spectrum Disorder." www.cdc.gov/Features/Counting Autism/ (accessed July 28, 2011).

DiCicco-Bloom, E., C. Lord, L. Zwaigenbaum, E. Courchesne, S. R. Dager, C. Schmitz, R. T. Schultz, J. Crawley, and L. J. Young. 2006. "The Developmental Neurobiology of Autism Spectrum Disorder." *Journal of Neuroscience* 26 (26):6897–6906.

Epstein, R. 2010. "How Science Can Help You Fall (and Stay) in Love." *Scientific American Mind*, January/February. 26–33.

Fein, E., and S. Schneider. 1995. *The Rules: Time-Tested Secrets for Capturing the Heart of Mr. Right.* New York: Warner Books.

Gibran, K. (1923) 1972. *The Prophet.* New York: Alfred A. Knopf. Reprint by same. Citation refers to the later printing.

Goldberg, N. 2010. *Writing Down the Bones: Freeing the Writer Within.* Expanded (hardcover) ed. Boston: Shambhala Publications.

Gottman, J. M., and N. Silver. 1999. *The Seven Principles for Making Marriage Work: A Practical Guide from the Country's Foremost Relationship Expert.* New York: Three Rivers Press.

Helgoe, L. 2010. "Revenge of the Introvert." *Psychology Today* 43 (5):54–61.

Hénault, I. 2006. *Asperger's Syndrome and Sexuality: From Adolescence through Adulthood.* London: Jessica Kingsley Publishers.

Hendrickx, S., and K. Newton. 2007. *Asperger Syndrome: A Love Story.* London: Jessica Kingsley Publishers.

Holliday Willey, L. 1999. *Pretending to Be Normal: Living with Asperger's Syndrome.* London: Jessica Kingsley Publishers.

Kanner, L. 1943. "Autistic Disturbances of Affective Contact." *Nervous Child* 2:217–50.

Kessler, R. C., P. Berglund, O. Demler, R. Jin, K. R. Merikangas, and E. E. Walters. 2005. "Lifetime Prevalence and Age-of-Onset Distributions of DSM-IV Disorders in the National Comorbidity Survey Replication." *Archives of General Psychiatry* 62 (6):593–602.

Mayer, M. 2009. *Adam.* Directed by Max Mayer. Los Angeles: Fox Searchlight Pictures.

National Institutes of Health (NIH). 2009. "Risk of Autism Tied to Genes That Inf luence Brain Cell Connections." *NIH News*. Bethesda, MD: National Institutes of Health. www.nih.gov/news/health/apr2009/ninds-28.htm (accessed April 19, 2011).

Newschaffer, C. J., L. A. Croen, J. Daniels, E. Giarelli, J. K. Grether, S. E. Levy, D. S. Mandell, L. A. Miller, J. Pinto-Martin, J. Reaven, A. M. Reynolds, C. E. Rice, D. Schendel, and G. C. Windham. 2007. "The Epidemiology of Autism Spectrum Disorders." *Annual Review of Public Health* 28:235–58.

Regier, D. A., D. S. Rae, W. E. Narrow, C. T. Kaelber, and A. F. Schatzberg. 1998. "Prevalence of Anxiety Disorders and Their Comorbidity with Mood and Addictive Disorders." *British Journal of Psychiatry* 173 (Suppl. 34):24–28.

Robison, J. E. 2007. *Look Me in the Eye: My Life with Asperger's*. New York: Crown Publishers.

Shore, S. 2002. "Dating, Marriage, and Autism: A Personal Perspective." *Advocate*, 4th ed., 24–27.

Smith Myles, B., M. L. Trautman, and R. L. Schelvan. 2004. *The Hidden Curriculum: Practical Solutions for Understanding Unstated Rules in Social Situations*. Shawnee Mission, KS: Autism Asperger Publishing Company.

Taylor, F. W. 1911. *The Principles of Scientific Management*. Norwood, MA: The Plimpton Press.

Viorst, J. 2003. *Grown-Up Marriage: What We Know, Wish We Had Known, and Still Need to Know about Being Married*. New York: The Free Press.

Wallerstein, J. S., and S. Blakeslee. 2003. *What About the Kids? Raising* llerstein, J. S., and S. Blakeslee. 2003. *What About the Kids? Raising Your Children Before, During, and After Divorce*. New York: Hyperion.

訳者あとがき

　本書はアスペルガー症候群をもつ人のパートナーを対象に書かれています。これまで日本で出版された本はいわゆるカサンドラ症候群の方向けで，アスペルガーの夫をもつ妻を対象としたものがほとんどでした。それに対して本書は，男女のどちらにアスペルガーがあるかを問わず，カサンドラ症候群に陥らずに関係を築いていくためのアイデアがふんだんに盛り込まれています。同性カップルのどちらかにアスペルガーがある場合もあっておかしくないはずですが，そうした多様な形のパートナーシップにも問題なく適用できると思います。また，カップルがふたり揃って取り組めるワークも数多く紹介されているので，ふたりで取り組めば関係の改善は速くなるはずです。

　私自身も15年ほど前にアスペルガー症候群の診断を受けています。アスペルガーについての新聞記事を目にしたことがきっかけとなって，当時できたばかりの成人の発達障害の専門クリニックを受診し，各種検査の結果，診断を受けました。その診察の際に診断医がボソッとつぶやいた一言が今でも頭に残っています。「定型発達の人は共感力があるっていっても，他人が自分と同じように感じているはずだという前提に立っているにすぎないんだけどね」。考えてみれば，共感力があるはずの定型発達者には発達障害者の気持ちはわからないわけで，発達障害者の気持ちは同じ発達障害者には手にとるようにわかることもあります。少数派の発達障害者は分が悪いだけという気がしなくもありません。けれどもそんな世の中で生きていかざるを得ないのが現実です。私も若い時分は，周囲の人間の考え方がさっぱり理解できず，当時は発達障害なんて概念もまだなかったので，周りの方がおかしいんじゃないかとさえ思い，社会の中で生きていくのは大変でした。それが変わったのは，海外で長く生活して帰国してからでした。海外で異文化に入っていったときと同じように，日本の日常での人との接触を異文化に接するかのように捉えたのです。自分とは全然違う他

人の考えや好みも，「まったく理解できないけれど，そういう考え方もあるんだ。面白い」（ということは口には出さずに心の中にしまっておけるくらいには脳は発達していました）というように，面白がることにしたのです。

「異種族間の関係」という表現が冒頭に出てきますが，ある意味，定型発達者と発達障害者の考えは，異文化で育った者同士と同じくらい違うといってもいいのではないかと思います。自分の「当たり前」は相手の「当たり前」ではないこともあります。「以心伝心」を美徳とする日本では相手の気持ちを察することが求められますし，当たり前のことをわざわざ相手に言うのは気が引けるかもしれません。日本人は元々意見をぶつけ合うのが苦手なので，本書のワークを実際にやってみるには勇気がいるでしょう。それでも，ただ黙って辛抱するだけでは現状は変わりません。そもそも自分が具体的にどんな状態を求めているのかわかっていない人も少なくありません。

この本を手に取られた方は，愛情深く，これまでも努力をされてこられたのだと思います。ただ，その努力の方向が間違っていたのです。これはアスペルガー当事者個人の問題にも言えることですが，感覚過敏や心の理論の問題など，アスペルガー症候群特有の問題を理解せずに現状を変えようとしても，いくら努力したところで変えられません。それが，発達障害を単なる個性だと言ったり，ふたりの問題をよくある男女の問題だと言ったりして片づけてはならない理由です。逆に言えば，そこに焦点を合わせれば，問題解決の余地はまだまだあるということです。

とはいえ，パートナーシップはひとりでは築けません。どうか，みなさんのパートナーがその想いに応えてくれますように。何よりもまずご自分を大切にしてください。

最後になりましたが，本書を翻訳する貴重な機会をくださった金剛出版出版部の弓手正樹さんに心よりお礼を申し上げます。

あさぎ真那

著者略歴

シンディ・N・アリエル

ペンシルベニア州フィラデルフィアの心理学者で，20年にわたってアスペルガー症候群当事者が自身の問題に取り組むのをサポートしてきた。『Voices from the Spectrum』の共編者。

訳者略歴

あさぎ真那（あさぎ・まな）

中央大学文学部哲学科心理学専攻卒。紆余曲折を経て，現在はフリーランスの医薬系実務翻訳者，占術師，ホリスティックカウンセラー。https://asagimanaad.com/

訳書　フィリップ・ワイリー『ガイド 壮年期のアスペルガー症候群』（スペクトラム出版社，河瀬真那名義）

アスペルガー症候群との上手なつきあい方
パートナーを理解してつながる

2021年 5 月 1 日　印刷
2021年 5 月 10日　発行

著者———— シンディ・N・アリエル
訳者———— あさぎ真那

発行者—— 立石正信
発行所—— 株式会社 金剛出版
　　　　　〒112-0005 東京都文京区水道1-5-16　電話 03-3815-6661　振替 00120-6-34848

印刷・製本◉平文社　　装釘◉臼井新太郎　　装画◉山本啓太
ISBN978-4-7724-1823-2 C3011　　©2021 Printed in Japan

ASDに気づいてケアする
CBT
ACAT実践ガイド

［著］=大島郁葉　桑原 斉

B5判　並製　224頁　定価 3,080円

ASDを正しく知ってCBTで丁寧にケアするための,
全6回＋プレセッション＋フォローアップから構成された
実践プログラム!

事例でわかる
思春期・おとなの自閉スペクトラム症
当事者・家族の自己理解ガイド

［編著・著］=大島郁葉
［著］=鈴木香苗

四六判　並製　248頁　定価 3,080円

小さいころに自閉スペクトラム症と言われなかった
当事者と家族のための
アセスメントや診断プロセスを分かりやすく解説した自己理解ガイド。

思春期・青年期
トラブル対応ワークブック

［著］=小栗正幸
特別支援教育ネット（制作委員会）

B5判　並製　200頁　定価 2,640円

発達障害・愛着障害・被虐待経験──。
配慮が必要な人への
さまざまなトラブルに対処する"虎の巻"。

価格は10%税込です。

愛はすべてか
認知療法によって
夫婦はどのように誤解を克服し，葛藤を解消し，
夫婦間の問題を解決できるのか

［著］＝アーロン・T・ベック
［監訳］＝井上和臣

A5判　並製　400頁　定価 4,180円

普通の夫婦間の不和について特質を正確に定義し，
根本的な原因を明らかにし，
問題解決と洞察へのヒントが述べられる。

私をギュッと抱きしめて
愛を取り戻す七つの会話

［著］＝スー・ジョンソン
［訳］＝白根伊登恵
［監修］＝岩壁 茂

四六判　並製　280頁　定価 3,520円

綻んだ絆の結び直し――。
それは簡単な所作だが，二人だけの深遠な共同作業。
彼らが求めるのは決して失敗しない確かなケアの手法だ。

まんが カップル・セラピー

［著］＝バーバラ・ブルームフィールド　クリス・ラドリー
［監訳］＝信田さよ子
［訳］＝渋谷繭子　吉田精次

B5変型判　並製　180頁　定価 2,860円

マンガを通して，
カップル・家族カウンセリングについて学んでいく。
3話を収録し，
ストーリーの後には専門家による解説を付す。

性の教育
ユニバーサルデザイン
配慮を必要とする人への支援と対応

[著]＝小栗正幸　國分聡子

B5判　並製　228頁　定価 3,080円

配慮を必要とする人へは
性について，何をいつ教えるの？
その疑問に，具体的な支援方法を通して答える
性の教育ガイドブック！

ステップファミリーのきほんをまなぶ
離婚・再婚と子どもたち

[編]＝SAJ（ステップファミリー・アソシエーション・オブ・ジャパン）
野沢慎司
[著]＝緒倉珠巳　野沢慎司　菊地真理

A5判　並製　192頁　定価 2,420円

ステップファミリーの基本知識をＱ＆Ａやマンガを使って学び，
実親・継親・子どもたちすべてが幸せになるような
人生へと導く一冊。

離婚と面会交流
子どもに寄りそう制度と支援

[編著]＝小田切紀子　町田隆司

A5判　並製　244頁　定価 3,520円

子どもの権利として
面会交流を実施し継続していくために。
整備すべき制度，必要な支援，
共有すべき考え方を展望する。

価格は10%税込です。

コンパッション・マインド・ワークブック
あるがままの自分になるためのガイドブック

［著］＝クリス・アイロン　エレイン・バーモント
［訳］＝石村郁夫　山藤奈穂子

B5判　並製　384頁　定価 3,960円

コンパッション・マインドを育てる
具体的なステップと方法が学べる，
コンパッション・フォーカスト・セラピーの実践「ワークブック」。

若者のための
コミュニケーションスキル練習帳
学生の就活支援および新入社員教育のために

［監修］＝秋山 剛
［著］＝集団認知行動療法研究会

A5判　並製　238頁　定価 3,520円

若者に社会人として身につけてもらいたい
コミュニケーションスキルの基本を，
豊富な場面設定を参照しながら1つずつわかりやすく解説。

自分を変えれば人生が変わる
あなたを困らせる10の［性格の癖］

［著］＝ジェフリー・E・ヤング　ジャネット・S・クロスコ
［訳］＝鈴木孝信

A5判　並製　364頁　定価 3,520円

人生を通じて悩まされる10の［性格の癖］。
どうすればそれに気づき，理解し，変えていくことができるのか，
たくさんの事例やチェックシートとともに紹介。

価格は10%税込です。

アンガーマネジメント11の方法
怒りを上手に解消しよう

[著] = ロナルド・T・ポッターエフロン
パトリシア・S・ポッターエフロン
[監訳] = 藤野京子

B5判　並製　200頁　定価 3,740円

怒りは誰にでもある。問題はその感情の処理である。
本書では怒りを11種類に分け
それぞれの怒りについて理解を深めていく。

30分でできる
怒りのセルフコントロール

[著] = ロナルド・T・ポッターエフロン
パトリシア・S・ポッターエフロン
[訳] = 堀越 勝　樫村正美

A5判　並製　135頁　定価 1,980円

本書では,あなたの怒りの問題を見つけ,現実的なゴールを設定し,
その目標に向かい自分の怒りを30分で学ぼう,
という試みである。

30分でできる
不安のセルフコントロール

[著] = マシュー・マッケイ
トロイ・デュフレーヌ
[訳] = 堀越 勝　樫村正美

A5判　並製　120頁　定価 1,980円

不安は誰にでもあるものである。
本書を使いその不安を消すのではなく
上手に付き合っていくためのスキルを学び,生活を好転させよう。

価格は 10%税込です。